JN029252

病気であって病気じゃない

尾久守侑

金原出版株式会社

はじめに

精神科というのは、実体のない病気を扱う診療科です。内科や外科であれば、目でみれば病気であることが分かります。顔が真っ黄色だとか、足が浮腫んでいるとか、血を吐いているとか、見た目に明らかです。肉眼で見て分からない病気についても、画像検査で異常な部分が可視化できたり、検査値の異常で病態を推定できたりします。

しかし、精神疾患は目にみえません。可視化したり病態を推定したりする検査もありません。ただ患者さんの言っていることや様子から、あるタイプの病的精神状態にあるのだろうと判断するしかないのです。

そういったあやふやなものを扱っているわけですから、そもそも精神疾患など存在するのか、と考える人がいるのも無理ないでしょう。現在では主流とは言えませんが、反精神医学という考えが注目を集めた時期がありました。と、さもその時代を知っていたかのようなベテラン医師風の口調で呟いてしまいましたが、私も医師になって10年程度しか経っていないので、リアルタイムでは知らない時代の話です。

現在のところ、精神疾患というものはとりあえず存在はすると考えるのが常識的です。昔からある議論ですが、より脳神経疾患に近い立場で精神疾患を考える立場と、より心理的な問題として精神疾患を考える立場があり、今のところ決着はついていません。今後もつくことはないでしょう。

脳神経疾患のように精神疾患を考えるというのは、たとえば脳のある部位に異常をきたすことで○○障害を発症する、みたいに考えるということです。たとえば神経梅毒という病気はもともと精神疾患と思われていましたが、梅毒トレポネーマの存在が知られたことで、器質疾患であることが分かりました。この延長線上で、すべての精神疾患について説明できるという立場があり、わりと今現在はこちらの立場のほうが精神医学の世界では主流という気がします。ただ、そこまで単純な話ではないでしょう。

心理的な問題として精神疾患を考えるというのは、簡単にいえば、精神疾患は心の動きによって起こると考える立場です。たとえば恋というのは心の動きによって起こるものであって、脳の異常で起こるものではおそらくないですよね。先輩に恋をした結果（先輩とは）、一過性に脳が生理学的・生化学的に異常をきたすことはあるかもしれませんが、その逆はなさそうです。これと同じように、たとえば職場で上司に毎日パワハラを受けているうちに、会社に向かう東急東横線で涙が出てきて、動悸・過呼吸が生じ、何もかもやる気がなくなって綱島駅あたりで下車してしまうみたいな人がときどきいて、こういう人は精神科を受診して「適応障害」という病名をつけられるわけですが、これは心の動きで説明されることが多いでしょう。一方で、神経梅毒の発症が心の動きだけで説明できないように、一部の精神疾患は心の動きだけで説明するのは難しそうです。

さて、われわれ精神科医は患者さんの様子のなかから、星座を読み取るようにして実体のない精神疾患を診断するわけですが、実体がないがゆえに、自分の診断が正しいことを証明もできないですし、自信も持ちようがありません。同じ考えの基盤を持っている同僚の精神科医に対しては自信を持って診断名を言えたとしても、つけられた病名に納得できない患者さんを説得するのは難しいでしょう。

患者さんが「私は病気じゃない」といい、精神科医が「あなたは病気です」といったとき、必ずしもその意見のすれ違いは精神科医の勝利に収束するわけではありません。病気である根拠も、病気ではない根拠も薄弱だから、いくら精神医学的には精神科医の言っていることが正しくても、現場ではただの意見が違うふたりが平行線の議論をしているだけになります。

「病気」か「病気じゃない」かという議論をするとき、現場ではその論を立証することができません。もちろん学術的な場ではできるわけですが、患者さんとふたりの場では、前提となる知識を共有できていないために「信じる」「信じない」の問題になってしまいがちです。主治医が「病気」だと言ったから、主治医がつけた「病名」だから、信じてくれるというわけではまったくない。ＴｉｋＴｏｋでこの世の終わりみたいな踊りをしながら病気の解説をしている人（がいるかどうかは知りませんが）のほうが親近感が湧いてむしろ信じるに値する、と考える患者さんも稀ならずいるでしょう。

さらに、精神科の現場では、すべてのやり取りされた言葉が、字義通りの意味を持っているわけではありません。「私の病名は一体なんなのでしょうか」という言葉を発している患者さんが、必ずしも自分の病名を知りたいわけではありません。そういう言葉を発することによって、実際のところは「あなたの診療が不安です」と象徴的に言っていることがあるわけです。だから「ええと、あなたの病名は全般性不安障害です」と返答するのが適切ではないことがある。診察室での「病気」かどうか、というやりとりには、特にそういった構造的な意味を読まないといけない場面が多くあります。

本書では、精神科診療における「病気」を、さまざまな階層で述べていくことで、患者と精神科医の間で起きているもろもろの事象を臨床的に解きほぐしていきたいと思います。この分野において「病気」とは何かについて述べられた『精神医学と疾病概念』（臺弘・土居健郎編、東京大学出版会、1975）というとても好きな本があります。この書籍のように精神科医のなかでの侃侃諤諤の議論というのはしばしばなされてきたことと思うのですが、いざ現場に出ると、その学問知が患者さんの「私はそうは思いません」という一言で吹き飛ぶ場面を何度も見ました。患者さん側が一体「病気」をどう考えているか、そして「病気」という言葉を使って精神科医と患者の間で一体なにが起きているのか、「病気」についてはここまで議論することが、真に生きた知に繋がるのではないかと思ったのが本書を書き始めた初期衝動です。

そして、解きほぐした先にこの本で私が言いたいことはただひとつで、それは「病気」か「病気じゃない」かという議論に「病気であって病気でない」という概念を持ち込んでみるという提案です。

「病気であって病気じゃない」

私たちが診ている人はすべて「病気であって病気じゃない」とまず考えてみる。どういうことやねんと関西方面の言葉で述べたくなるかもしれませんが、この疑問は最後までお読みいただいたときにきっと氷解するものと思っています。

まず、第1部では、「病気」という言葉が、患者と精神科医それぞれにどのように認識されているのかということについて考え、「病気」であると扱うこと、扱われること、また逆に「病気じゃない」と扱うこと、扱われることについて、考えてみたいと思います。

第2部では、「病気であって病気じゃない」という概念について、患者、あるいは一般の人の立場と、精神科医の立場から考え、その実践における有用性について考えてみます。最後に第3部では、実践編と題して、「病気であって病気じゃない」を実際の場面でどう使うか、シナリオ形式で扱ってみます。第1部から読んでいただくように書いてはいますが、ごちゃごちゃ書いていてだるいなと思ったら第3部から読んでもらってもいいかもしれません。

本書は医療従事者に限らず、誰に読んでもらってもよい内容になってはいますが、医者3〜5年目くらいの後期研修医に向かって話しかけるような感じで書くと一番言葉の出がいいなと思ったので、形式上そうさせてもらいます。2024年4月から大学病院で後期研修医たちと一緒に仕事をする立場になるので、その予行演習的な意味も私のなかではあるのかもしれません。「『病気であって病気じゃない』って何すか？　矛盾してますけど」とか賢い後期研修医に論破され、悲しみにくれながらＴｉｋＴｏｋでこの世の終わりのような踊りをしている自分が容易に想像できます。

まだ書いている私ですらその正体の分からない「病気であって病気じゃない」を解き明かすための、少し長い独り言にどうぞお付き合いいただけると嬉しいです。

尾久守侑

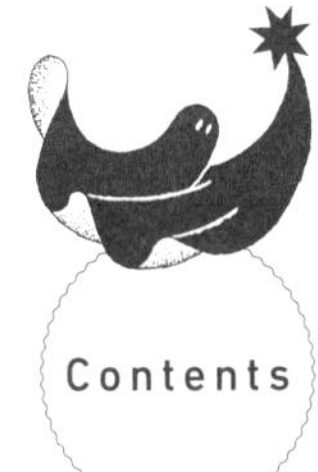

Contents

第2部

病気であって病気じゃない——理論編 075

第3部

病気であって病気じゃない──実践編

第1部

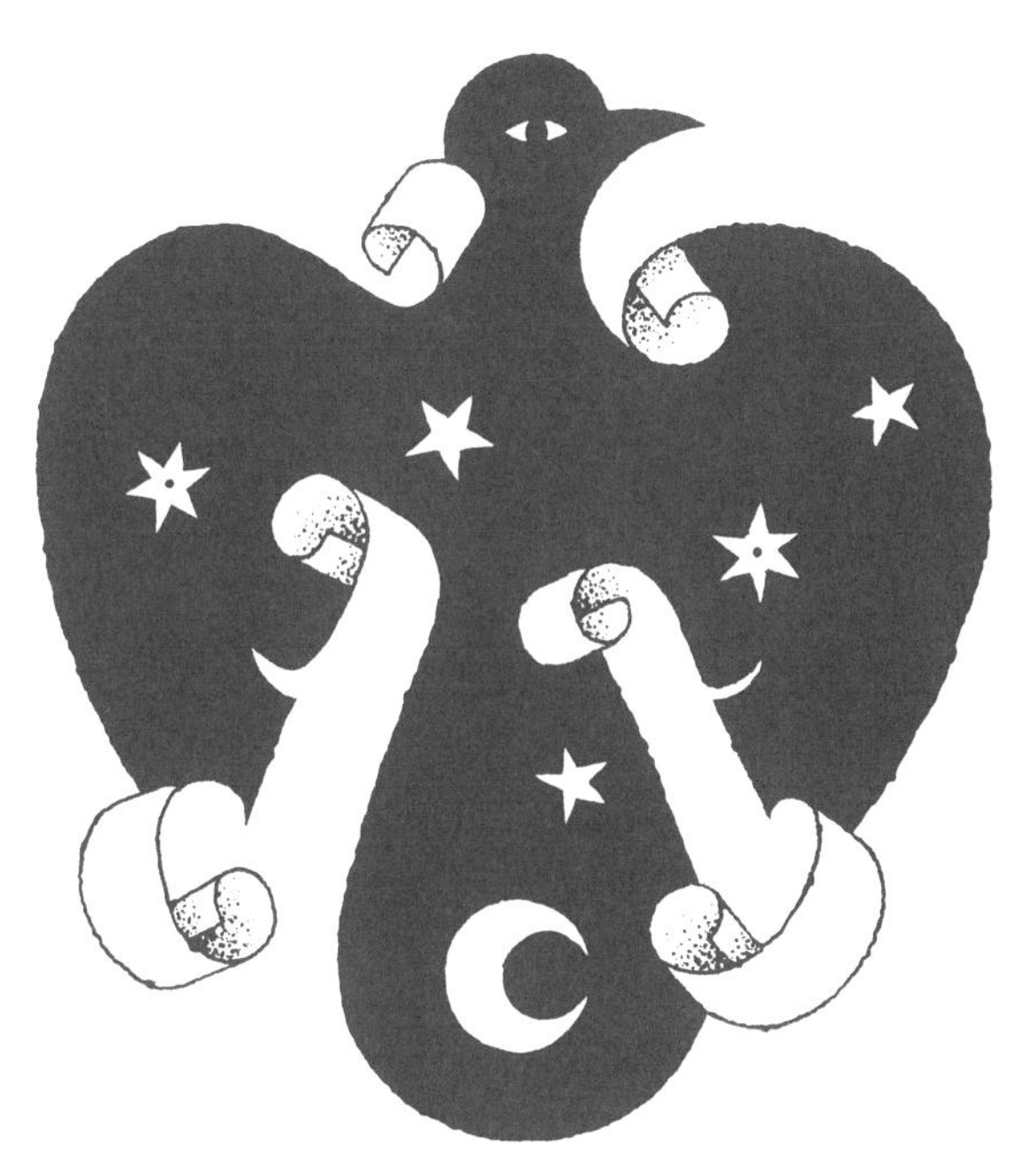

病気には実体がない

「病気」という言葉から連想されるもの

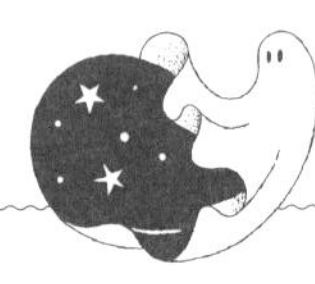

一般の人の持つ「病気」のイメージ

「病気」について、一体どこから話せばいいのか、とじっくり考え原稿を書かずにいるうちに、海水の温度は2℃上昇し、総理大臣は8回交代し、私は臨床を引退して老後の生活を持て余していました。ということになってもいけないので、考えやすいところから話し出してしまおうと思います。まずは、患者さんの持っている「病気」のイメージから考えてみます。患者さんに限らず、多くの精神科診療と無関係に生きる一般の人のイメージ、と言い換えてもいいかもしれません。

精神科診療が仕事になっている私たちの持つ

精神科の「病気」のイメージは特殊です。ふつうは専門家の考えというのが主流で、他が亜流になるわけですが、人口の比から言えば逆に考えるほうが理にかなっているでしょう。

一般の人が「病気」にどういうイメージを持っているかは、まずは推測するしかありません。患者さんの言葉から、あるいは友人や家族の言葉から、非精神科医療従事者が「病気」についてどう考えているかを構築する必要があります。それから、私自身が24歳までは精神科診療とは無縁に、18歳までは医療と無縁に生きていたわけで、そのときの記憶を掘り起こしてみます。あくまですべての人のイメージを網羅できるわけではありませんが、実際現場で問題となることを起点に考えていくと、ある程度妥当な像が形成されたように思います。ひとつずつ見ていきます。

1．診断されたら「病気」

精神科領域の「病気」というのは、精神科医が診断することによって初めてその存在がオフィシャルなもの、正当なものになる、という感覚を多くの一般の人は持っています。

たとえば職場に心の調子が悪そうな人がいたとして、傍目にどう考えても病んでいる。しかし、素人診断はいけないから、お医者さんに診断してもらってきなよ、みたいにアドバイスされて来院した、みたいな人は非常によくみますよね。逆にいえば、精神科医に診断されなければ、それは名前のつかない、対処のしようのない不調なわけです。

よく考えれば、精神科医がしているのは、その不調のなかに星をみつけ、つなげて星座を作るように病名をつけているだけなのであって、そもそも最初から「病気」は存在しているはずなのですが、その切り出して、名付けるという行為によって初めて「病気」が発生する、というか、不調になった時から現在までが「病気」の過程として切り出される感覚になる、というのはなかなか興味深い現象です。

「診断書」というものを求められることがよくあります。職場や学校から、この人はこういう「病気」で通院していて、具合が悪いから、こういうことに配慮が必要ですよ、とかしばらく休んだほうがいいですよ、とかいう内容を診断書には書くわけですが、診断書を書く前からその人は「病気」なのであって、診断書を発行する前後で患者さんの状態が変わるわけではありません。ただ、医師が診断書を発行することによって、社会的に「病気」であると認められるようになるわけで、職場や学校からすれば、診断書が発行された瞬間に「病気」が発生したということになります。時間軸が狂っていてクリストファー・ノーランの映画みたいですが、実際にこのようなことが起きています。

とはいえ、どうなったら「病気」か、どこから「病気」か、などと日常生活で考えている人はいないわけで、これはかなり無意識的なものです。しかし、医師が診断をするまでは「病気」と言ってはいけない感覚が多くの人にあるのは確かな気がしています。そしてこれは、患者さんも感じていることが多いですし、患者さんではない一般の人も常識としていることのように思います。

2．受診をしたら「病気」

受診をしたら「病気」になってしまう。というのは一般的な考えではありませんし、こうして文章で読むと、そうではないだろうと思う人が多いはずです。これは、いま受診をしようとしている患者さんのなかで、生じうるイメージのひとつです。

最近では随分ハードルが下がったと聞きますが、昔は精神科に行っているというだけで変な目で見られたりすることがしばしばあったようです。ただ、現在それが完全にないかといえばそうではなく、いまだにそういう感覚を持っている人は少なくありません。

自分のなかの病的な部分というのを認めたくないときなどに、その病的な部分を切り離して、自分以外の人や集団に投影することがしばしばあります。つまり、受診をしている人＝病気、受診をしていない自分＝病気じゃない、みたいにして、受診しない限り自分は病気じゃない、健康だと思い込むことによって、なんとか今の辛い状況を乗り切ろうと無意識に考えているわけです。いずれ、受診をすることが、あちら側＝病気側に行ってしまうという感覚になり、受診をしたら「病気」になってしまう、という信念に変わっていく。

初診でいらした患者さんが、この考えの末に受診していると分かったときは、まず「それでも受診してしまった」という傷つきに配慮して診察をしたいところですし、受診をしたら「病気」のような考えが、患者さんの人生の縮図のようになっていないかと想像を巡らせる必要があります。

3．検査で異常があれば「病気」

病気かどうかは検査によって分かる、と漠然と思っている一般の人もまた多く存在していて、これは内科での体験やイメージを引きずっているのだと思っています。インフルエンザの検査キットで陽性↓インフルエンザと診断された、みたいな体験から、お医者さんにかかる、という行為は、病院に行く↓検査がされる↓診断がなされる、という流れを踏むという感覚として体感されているのでしょう。

精神科で検査をするのは、まず身体疾患を除外するときです。初診で来院した患者に採血や頭部ＭＲＩ、脳波検査などを行って、精神症状を呈する神経疾患や身体疾患ではないことを確認するということは誰もがやっていると思います。この点については、拙著『精神症状から身体疾患を見抜く』（金芳堂、２０２０）が詳しいのでぜひ読んでみてください。

あるいは、発達障害を疑った人に、心理検査が行われることがありますね。もちろん診断は検査の結果を参考に精神科医が行うわけで、検査に異常があったからといって、発達障害と診断できるわけではありません。

当たり前のことの確認をするようですが、検査によって診断はできません。これは内科でも同じです。さらに、精神科の場合は、精神疾患を診断するのに、感度・特異度の高い生物学的検査というものは存在していませんから、◎◎検査によって統合失調症と診断した、みたいな話は聞いただけで秒でダウトと言えます。

しかし、検査というのはインパクトがあります。ときどき、クリニックなどからセカンドオピニオンで来た患者さんが「脳波で発達障害と診断されたのですが」とか「ＭＲＩでうつ病と診断されています」とかおっしゃることがあります。当然脳波で発達障害は診断できないし、ＭＲＩでうつ病は診断できません。精神疾患を診断できる生物学的検査は現時点でないという基礎知識があれば惑わされないのですが、患者さんはそうではありません。

もっともらしい波形や、赤く光っている画像を提示されて「ここが赤く光っているということは、あなたはうつ病ということです」と言われたら、よく知識がない人であればそうなのかと思ってしまっても無理はないでしょう。漠然と検査はするものだと思っている方だと、検査がなされないふつうの診療よりも、もっともらしい検査がなされた上で診断が下される怪しい診療のほうを信頼してしまうこともあり得ます。

ただ「調べてもこんな検査は出てこないし、この精神科医が言ってるだけででたらめじゃないのかな」とか「もっともらしいけど怪しいから別の先生に聞いてみよう」と考える人もまたおり、どこかでうさんくささを感じとったのだろうなと思う場面もしばしばあります。

4. 薬を飲んだら「病気」

薬を飲んだら病気になってしまうというのは因果のおかしな話で、ふつうは病気だから薬を飲むわけです。しかし、患者さんのなかには、薬を飲むことで病気になってしまうという観念を持っている人がいます。

この仕組みは2の、受診をしたら「病気」になってしまうという考えと似ていて、自分のなかの病的な部分を切り離して、薬を飲んでいる自分ではない患者さんたちにその姿を投影しているわけです。薬を飲んでいる＝病気、薬を飲んでいない＝病気ではない、というふうに思い込み、薬を飲んでいないから自分は病気ではない、と自分の不調を否認したいときにこの構図になることが非常によくあります。

初診でいらした患者さんのうち、少なくない数の方が、かなり困っているのにもかかわらず、薬は飲みたくないとおっしゃることはしばしば経験されることです。飲んだことがないとか、怖いイメージがあるとか、そういったところから来る抵抗も一部はありますが、「病気」の世界に一歩片足を突っ込んでしまうような感覚があるのだろうなと想像しています。

初心のうちは、何がなんでも薬を飲ませないと良くならない、という気分になりやすく、この薬を絶対飲んでください！　みたいになりがちですが、少し慣れてくると、症状が激烈にみえても、手が組めて来週まで様子がみられれば、次は薬に興味を示すだろうなとか、そういった加減がみえるようになり、無理に処方するということがなくなります。

とにかく1回でも体内に入れてくれたほうが次に来たときに良くなっている可能性が高いのか、それとも1週間薬が入らないリスクを負ってでも「今日薬は飲みたくない」という気持ちを理解して処方はしなかったよ、というメッセージを伝えるほうが後々治療に乗りやすいのか、というのは感覚的にかぎ取るしかありません。大抵は後者をとったほうがうまくいきますが、前者を選ぶこともときにあります。もちろん、患者さんに判断能力が全くなく非自発入院が必要な場合などはまた別の話です。

薬を飲んだら「病気」になってしまう、という観念は、一度具合が悪くなって、ある程度の期間、投薬を受けていた人にもみられることがあります。うつ病で寛解に至った患者さんは、良くなったあともある程度の期間は抗うつ薬を飲んでいたほうがいいと言われていますが、そう説明して薬を内服している患者さんが、ある日「早く病気を治したかったから」という理由で薬を自己中断することがあります。

明らかに因果が逆転しています。「もう良くなっているし、そうは言っても薬はいらないと思った」と述べて薬を自己中断するのであれば理解できますが、薬を早く止めることと病気が治ることはここでは関係ないはずです。ここには、薬を飲んでいる限りは「病気」だ、という観念があり、そういう状況から脱け出したいがために薬を自己中断していることがわかります。

5．自分でそう思ったら「病気」

特に医師に診断を受けていなくても、自らの判断で自分を「病気」と思っている人がいます。このひとつの極は心気症のスペクトラムです。特になんの根拠もなく「自分は癌に違いない」といった風に、自分が病気だという訂正不能な確信をしているものを心気妄想と呼びます。妄想までいかなくても、ひょっとして自分は「エイズ」なんじゃないか、という考えがいくら検査してもなかなか頭から離れないといった人もしばしばいます。

これとはまた全然別の極ですが、ネットでセルフチェックなどをして、自分で自分を診断している人も時にいます。「私はHSPでADHD持ちの境界性パーソナリティ障害で、だけど彼氏は」云々という漫画をネットに載せている人がなぜか最近増えていますが、特に精神科にかかったわけではなく、ご自身でネットのセルフチェックなどを使ってADHDであるなどと考えているような方も多いようです。

今は、自分てこうなんじゃないか、みたいに思って検索するとただちにセルフチェックが出てくる時代なので、セルフチェックが出てきやすい病名に自己診断が誘導されることが多いようです。

こうした方も、たとえば二次的にうつになって受診したりすることがありますが、そういうときは、こちらもなかなか神経を使います。ご自身で「HSPでADHD持ちの境界性パーソナリティ障害」と思っている人が、われわれの目からすれば疑いようのない統合失調症であることはしばしばあるわけですが、ある意味で「HSP」「ADHD」「境界性パーソナリティ」あるいは「病気が3つもあること」がアイデンティティとなっている方はしばしばいて、そういう方にズバッと伝えても受け入れてもらえないことが経験上は多いです。

HSPというのは精神医学の歴史上に定位されない概念なので、この名前にも忌避感を覚え「ええとまずそんな病名はなくて」から始めたくなる人も中にはいるでしょう。しかし、こうしたセルフで診断をしてくる方というのは、その病名を自分でつけているということが、ジェンガの抜いてはいけないピースになっていることがしばしばあります。なので、いきなり論理で詰めないようにすることが大切です。

どちらかといえば、病名を棚上げにして（本人は病名はわかっていると思っているので棚上げの動きに抵抗を示すことは少ないと思います）、困っている症状に対して介入する、というのが穏当なやり方でしょう。しばらく治療を続けて、関係ができてから、病名については話し合うというのが順番としてはいいように思います。

6. 普通でなければ「病気」

これは患者という立場よりも、精神科診療とあまり関係のない一般の人の最も漠然と抱きやすいイメージとして挙げました。ときどき街や電車などで奇妙な行動をとったり、場にそぐわずに独り言を述べたり大声で叫んだりしている人がいて、精神科の「病気」といえばこういう存在を超えた理解できないものと思っている人は少なくないでしょう。私も子どもの頃はなんとなくそう思っていました。その人たちのなかには実際に精神疾患の人もいるわけですが、精神科の診療を受けている人のうち、そのような行動を示す人というのはごく一部だといえます。

診療場面以外で、たとえば友人から、実はこういう人が職場にいて、などと精神科の専門性を持った友人として相談を受けることがときどきあります。話を聞いていて、うつ病かもしれないなと思った時に「それは病気だと思うから一度精神科を受診したほうがいいと思うよ」などとアドバイスをするわけですが、「いや、病気ではないと思うんだよね。普通に話はできるし」などと反論されることがあります。精神科医あるあるかもしれません。普通に話ができない、疎通の取れない人が「病気」であるという観念を友人が持っているがためにこのようなすれ違いが生じるわけです。こうした観念は、古くからある精神医学に対する偏見や、精神科の受診閾値が高いと言われていることと関連していると思います。

ところで、普通、という言葉はとても難しいです。「普通」を定量的に定義することはできません。「正常」という言葉にも似たようなところがありますね。われわれも患者さんに「それは普通の職場とは言い難いですよ」とか「普通の友人はそういうことは言いませんよ」とか、現実的な感覚を示すために「普通」という言葉を使うことがあるかもしれません。時にそれで患者さんの現実機能が刺激されて治療的に働くことはありますが、そもそも精神科医の言うことが「普通」である根拠というのはどこにあるのでしょうか。

と、考えるとどこにもないわけです。もちろん岡目八目という言葉もあるように、当事者ではない他人のほうがより俯瞰的なことが助言できるということはありますが、精神科医が「普通」という言葉を使って患者さんの現実機能を刺激するとき、どこかそこには患者さんよりも精神科医のほうが成熟し、広い視点を持っているという無意識的な前提があるような気がするのです。当然そういう場面もあるにはあるわけですが、精神科医が思いつくほとんどの助言は、すでに周りの友人に何度もなされているとまず考えてみることも大事です。

この相談は本当に自分だけになされているのでしょうか、また自分の思いついたアドバイスは、精神科医である自分にしか思いつかないものでしょうか。体感8割以上の確率で、そうではないことが多いと思います。助言をする際、たいていわれわれ精神科医はただの「人」になっています。もう少し構造的なことを言えば、患者さんに対していつもこうしろああしろと助言する役を、知らぬ前にあてがわれているわけです。その役はかつては親がやっていたのかもしれませんが、今では対人関係における繰り返すパターンとして、患者さんの周囲のいろいろな人が担わされているのかもしれません。こうした関係性を読んだ上で行う助言と、無自覚に発した助言は全く異なるものです。

「正常」についてのフーコーやカンギレムの議論[1-3]に端を発する話ですが、**「普通」というのは、あらゆる場面で規範になりえます。**普通でなければダメ、普通でなければ排除、という規範感覚から生じたのが、普通でなければ「病気」という観念なのかもしれません。

ただこれがいいとか悪いとかそういう話ではなく、そういう観念を持っている一般の人は少なからずいるでしょう、という話がここでの話題でした。

精神科医の持つ「病気」のイメージ

精神科医がどのように精神疾患を定義してきたか、ということについては歴史的にも蓄積があるのでここで述べることではありません。私がここで想像を巡らせてみたいのは、精神科医の持つ「病気」のイメージです。

1 ミシェル・フーコー『狂気の歴史――古典主義時代における』1961年
2 ジョルジュ・カンギレム『正常と病理』1966年
3 ミシェル・フーコー『監獄の誕生――監視と処罰』1975年

「病気」というのは、学術的にはかなりぼやけた表現という気がします。疾患とか疾病というよりも、もっと一般用語に近い。私も、患者さんに説明をするときには「精神疾患」ではなく「病気」という言葉を使っているような気がします。土居健郎が「病気」を「周囲の同情と助けの対象となり得る身心の苦痛である」という風に定めているように[4]、個々人が興味深い定義をしていることもありますが、もう少し普段から「病気」という言葉についてそれほど意識していない精神科医が、「病気」と聞いたときに思い浮かべるものについて考えてみます。精神科診療の文脈において、臨床家が「病気」といったとき、ある病的状態Ａは「病気」に含むけれども、ある病的状態Ｂは「病気」には含まない、といったように、「病気」かそうでないかの無意識的な選別をしているように思います。まずここについて考えてみたいと思います。

しかし、こう述べると、「病気」のイメージは精神科医のなかでは大体同じになるのではないか、むしろそうでなければ困る！　と突然キレてこの本を引き裂いてしまった人がいるかもしれません。そういう人はこの続きを読むことができないのですが、この件に関しては、実は私も自信がないのです。身の回りの精神科医と話すと大体同じようなイメージを持っているのですが、ＳＮＳをみていたり、全く異なるアプローチをしている学会に顔を出したりすると、ひょっとして違うイメージを持っている人も多いのかもしれないと感じることがしばしばあります。

これは、どこで精神医学を習ったかということが、ひょっとして関係しているかもしれません。特別意識して勉強した人でなければ、後期研修のときに最初に習った精神医学が土台になると思います。推測ですが、おそらく昔であれば、大学や精神科病院ごとに土台のカラーがもっとはっきりしていて、考えを聞けばどこで精神医学を習った人なのか、というのがもっと明らかだったのかもしれないなと思います。50年くらい前は大学ごとに成書が出ていて、読み比べるとカラーの差が出ていてかなり面白いのですが、現在ではそこまでのオリジナリティは施設間でないように思います。ただ、操作的診断を重視しているか、従来診断を重視しているか、臨床研究を診療においても重視しているか、あるいは学術的な背景を意識せず現場での動き方のみを習うのかといった点で、この「病気」のイメージは変わるように思います。一つひとつ解説してみたいと思います。

4 臺弘・土居健郎編『精神医学と疾病概念』1975年

1．操作的診断で診断されるものが「病気」

あまり私の周りにはいないのですが、DSMやICDといった操作的診断基準を内面化し、診療の基盤としている精神科医はいると思います。そもそも、操作的診断基準ができる前の診断というのは、各々の精神科医が患者の様子や症状に「統合失調症らしさ」「うつ病らしさ」といった類型を見つけて診断していくものでした。しかし、これでは精神科医間の診断に大きなばらつきが出てしまい、臨床研究などを行う際に適切な対象の組み入れができないという大きな問題があります。そこで、誰が診断しても同じように診断できる操作的診断基準がアメリカで開発され、少なくとも臨床研究においてはこれを用いることがお約束になっています。

一方で、原因論を排した診断基準であることから、操作的診断基準を用いて診療をすることは、一般的な医療のストラテジーを内面化している人からすればかなり独特な方法と感じられます。さらにそこで診断される疾患、うつ病ならうつ病は、生物学的にも心理学的にも異質性が高い、ばらつきが大きいという問題があります。

少し難しい話になってきたので、あらゆる読者層を想定して、ここで今年のサロン・デュ・ショコラで最も美味しかったチョコレートランキングを文脈とまったく無関係に発表したいという欲望が発作的に湧いてきたのですが、サロン・デュ・ショコラに参加していないためそれも叶いません。このようなふざけた段落が入ると真面目な人がこの本を衝動的に引き裂いてしまい、この続きを読むことができなくなる、といったことが起こるかもしれません。話を戻します。

CM明け的な繰り返しで恐縮ですが、操作的診断基準を用いて診療をすることは、一般的な医療のストラテジーを内面化している人からすれば、かなり独特な方法と感じられます。さらにそこで診断される疾患、うつ病ならうつ病は、生物学的にも心理学的にも異質性が高い、ばらつきが大きいという問題があります。

私の基礎には内科診療があるからか、解剖と生理を想定しない診断基準というのが奇妙に思え肌なじみが悪いのですが、構造化面接などを使って操作的診断基準を診療にフル活用されている精神科医も中にはいるようです。

これはこれで、突き詰めれば最終的には同じ治療に達すると思うのでこのやり方を否定するものではないのですが、操作的診断基準を内面化していたとしたら、精神科の「病気」のイメージは、おそらく「操作的診断基準で診断できるものすべて」になるのではないかと推測します。

後述する他の意見を持つ精神科医の多くは「病気」＝「操作的診断基準で診断できるものすべて」という図式を、建前として持っています。すなわち、心の底では「操作的診断基準で診断できるもの」のなかに「病気」とそうでないものがイメージとしてはあるのですが、公的文書を書いたり、医師間で紹介状をやり取りするときだったり、臨床研究をするときのみ「お約束」としてそういう図式を使っているわけです。

「操作的診断基準で診断できるものすべて」を病気とすることの問題点は、原因論を排している診断基準であるため、原因を取り除くことが少なからず治療となるような病態の把握が疎かになる可能性があることです。どうしてそうなったのか、ということよりも、どの病気か、ということが先に来て、たとえば◯◯病と分かったら、今度は◯◯病のガイドラインに従った治療をする、という流れになるので、ガイドラインや有効なエビデンスのない病態の治療が難しくなるでしょう。また、ある特性を複数持った人が対人関係などで日々反応を起こし慢性的な不調に至っている場合なども、操作的診断基準で診断できる病気のどれかに振り分けないと、思考そのものを進めることができないため、かなり無理のある診断がついて、本人に適さないガイドラインの治療が開始されてしまうことにも繋がりかねません。

ここまで書いてみて、完全に「操作的診断基準で診断できるものすべて」を病気と考えている精神科医などいないのではないかと感じたのですが、グラデーションはあるものの部分的に真に受けているところは私も含め、ある学年以下の精神科医には各々あるのではないかと予想しました。

2. 生物学的基盤のあるものが「病気」

精神疾患を外因性・内因性・心因性の3種類に分けるという考え方が伝統的に存在しています。外因性というのは、精神症状の原因が身体疾患の中枢神経症状であったり、脳損傷や脳卒中などの脳神経学的な異常であったりする場合をいいます。内因性は、おそらくまだ明らかになっていない生物学的な基盤を背景としており、統合失調症、双極症、うつ病がこれに該当します。

比較的多くの精神科医が、この生物学的基盤のあるものを病気とイメージしているように感じます。外因性のものは誰もが「病気」と思うでしょうし、内因性と呼ばれてきたものも「病気」と感じるでしょう。

心因性と内因性の境については、これまで「原因が了解できるか」ということが重要な一線のひとつでしたが、近年は心因性と呼ばれてきた精神疾患の一部にも生物学的基盤が想定されています。そもそも外因・内因・心因という括りすら意味がない、といったように述べられることもありますが、さすがにそれは極論で、いまだに臨床場面においては有用な分類と思います。

外因性・内因性の精神疾患はほとんどの精神科医が「病気」と考えるわけですが、心因性の一部も、パニック障害やPTSDなど生物学的基盤が想定されるものは「病気」とイメージしている精神科医と、心因性疾患はすべて「病気」ではないとイメージしている精神科医といると思います。どちらが正しいとかではなく、あくまでどういうイメージを持っているかの話であることを再確認しておきます。

これに関連して、特性やパーソナリティによって起こる問題についてはどうイメージされているかも考えてみたいところです。たとえばＡＳＤやＡＤＨＤといった発達障害、ないしはその傾向は、外因性と考えていいと思いますが、多くの発達障害の方が受診するのは、その特性による対人関係の失敗や仕事上のミスなどによる傷つきが主で、これは心因性です。こうした人をみて「病気」とイメージするかは人によって異なるでしょう。

また、パーソナリティ障害についても同様です。生物学的基盤についての研究も進んでいるため、発達障害同様に大元は「病気」だけど、それによる反応は「病気」ではないのではないか、といったようにイメージする人もいるかもしれません。さらに、パーソナリティ障害といっても千差万別で、サブタイプの違いもありますし、水準の違いもあります。駅で暴れて保護室で隔離拘束になったほとんど精神病水準に近いボーダーラインの人をみるのと、社会適応には問題がないけれども人と親密になれない悩みを持って来院したスキゾイドの人をみるのとではイメージも異なるでしょう。前者は「発症したんじゃないか」と言われて「病気」に〝昇格〟しているところをみることがありますし、後者の方はしばしば「あなたは病気じゃない」と精神科医に言われて初回で終診にされてしまうことがありますね。

少し読みづらかったでしょうか。なんどか段落と段落の合間に、文脈と関係なくちゃんみなのラップを書いて小休止を入れたいという欲望が出てきましたが、真面目に読んでいる人が、面白くないことは今すぐやめろ！　俺は真面目に読んでるんだ！　と絶叫して本書を引き裂いてしまい、その人が続きを読むことができない、という事態を引き起こしかねないため我慢しました。

3．「反応」か「病気」か

内科診療をするときに私が現場で気をつけているのが「反応（reaction）」か「病気（disease）」かということです。ある刺激に対する生体の反応で、刺激がなくなれば改善の見込みがある状態なのか、細胞そのものが変化するなどして、積極介入しなければ改善しない状態なのかを見ています。もちろんこの間の状態など例外はあれ、大ざっぱにはこのようなことを考えています。

精神科診療においても、クリニックを訪れる人の不調は、職場・学校・家庭での周囲との摩擦に起因する「反応」であることがほとんどです。様子を見ているうちに大元の特性やパーソナリティ自体の問題が顕在化してくることはありますが、ここに介入するには時間が必要ですので精神科医が扱わないことも多いかもしれません。私個人は「反応」以外は「病気」と考えている節があるかもしれないなと思います。統合失調症や双極症が原因で起きている精神症状は「病気」によるものなので、あまり様子をみずに投薬が開始されるのが一般的です。パニック障害や強迫性障害にもまずは投薬をするでしょう。

ストレス因を除去すれば嘘のように症状がなくなるものが反応で、ストレス因がなくなっても慢性持続的に症状が持続するものが病気でしょうか。そうすると発達障害やパーソナリティ障害は病気ということになってしまいますが、私としてはこれは反応の起こしやすさの関数のなかに組み込まれる素因かなと思っています。

私の「病気」イメージを頑張って言語化しようと思いましたが、やはり詰めていくと曖昧な部分があるなと思わされます。いずれにせよ、精神科医の持つ「病気」イメージも、おそらく多くの人で被っている部分はあるけれども、細かいところで違いがあるのではないでしょうか。

病気であると扱うこと・扱われること

精神科医が患者を「病気」として扱うということ

前項までは、一般の人と精神科医が「病気」について、それぞれどういうイメージを持っているかということについて私見を述べてきました。こうした前提をもとに、本項以降は、精神科医と患者が関わるときに「病気」という言葉はどのような文脈で使用され、それぞれの役割においてどのような作用を示すのかということを考えていきたいと思います。

まずはわれわれ精神科医が患者を「病気」として扱うことについて考えてみます。精神科医の「病気」のイメージは前項に述べたとおりですが、実際患者さんを「病気」と考えたり、病名をつけたりするときには、もっと精神科医と患者の相互作用のようなものが働いている気がするのです。

複雑な現象を単純化する

なぜわれわれ精神科医はそもそも患者さんに病名をつけるのでしょうか。表面的な理由から考えてみると、まずは治療のための第一ステップという側面があります。統合失調症の患者さんに抗精神病薬を使用するには、まずなんだか分からない苦悩を持った人の言動を観察し、その混沌のなかから「統合失調症」という診断を切り出す必要があります。

統合失調症と診断がつくことによって、統合失調症のガイドラインは初めて意味を持つわけで、じゃあまずは抗精神病薬を開始しようと治療が開始できるわけです。そういった、精神科医側の視界をクリアにするために病名というのはあるとまずは言ってよいでしょう。前項で述べた、精神科医のほとんどが「病気」とみなすようなものについてはこの認識で良さそうです。

では、もう少し曖昧なものについてはどうでしょうか。たとえば、ボーダーライン水準のパーソナリティの問題を抱えている患者さんが、生きていくしんどさを訴えアルコールに依存し、バイトを始めたら初日に対人トラブルで警察沙汰を起こしてクビになって自責の念に駆られうつ状態になって来院したときはどうでしょうか。

複雑な人で、一読して治療が難しそうだなと思うかもしれませんが、もし仮にすべては「双極症」が原因で起きていることだった、と考えたらどうでしょうか。つまり「病気」の症状がすべての大元で、それが複雑化して起きている問題ごとだったとしたら、急に治療が簡単な気がしてきます。つまり、アルコールの問題も、警察沙汰になるような対人トラブルも、すべて「病気」のせいだったわけで、「双極症」ガイドラインに則って薬物療法をまずは開始すればいいわけです。次の手が浮かびます。

あるいは「双極症」でなかったにせよ「アルコール依存症」と病名をつけてみれば、今度はどうでしょう。アルコール依存症だったら、まずは専門病院でアルコールのプログラムに入ってもらうのが重要だと思い、転院の手続きを進める、という次の手を思いつくかもしれません。

あるいは「境界性パーソナリティ障害」と病名をつけたらどうでしょうか。これは薬物療法だけで解決できないから心理士さんの手を借りたいなと感じて、心理面接のオーダーを立てるという手が思い浮かぶ人がいるかもしれません。

この文脈で「病名」をつけるという行為には、**複雑なものを単純化する**、という意味合いがあります。つまり、そう見ると都合がよくなるように、自分が楽になるように単純化する目的で「病名」をつけるということを、われわれはほぼ無意識にやっています。

病名をつけることで、その病気の鋳型に添うように患者を理解することができます。しかし、患者さんは人間ですから、鋳型どおりの病的な考えだけを持って生きているわけではありません。しかし、そういった病気外の心の動きは、「病気」と考えることで非常に見えづらくなります。

「双極症Ⅱ型」という病名のついた患者さんが通院していたとして、一緒についてきた夫が「最近やたら外出が多いし高い服ばかり買うし躁状態にまたなっています」と言ったときに、「双極症Ⅱ型」が悪化していると考えれば、薬物を増量する、といった選択をするかもしれません。しかし、よくよく本人の話を聞いていると、抑圧的な家に生まれ、最近結婚した夫も父に似て抑圧的な人で、外出を許さず育児に専念しないと怒鳴るようなモラハラ的な人だとわかると、「外出する」という行動で非言語的に夫に抵抗しているのかもしれない、と心の動きが見えることがあります。おそらくこの人の場合は心の動きまで扱ってあげたほうがよいのだと思いますが、「双極症Ⅱ型」と名付けてしまうと、薬の増減のことばかり考えてしまい、心の動きを見逃すことに繋がってしまうことがあるかもしれません。

トレンドの発達障害についても同じようなことが言えます。ＡＳＤだ、ＡＤＨＤだと診断することによって、いくつかの患者さん本人の奇異だったり不適切だったりする行動に説明をつけることはできるでしょうし、ＡＤＨＤの注意散漫や衝動性に対して薬物療法を行ったり、ＡＳＤに対してデイケアや心理教育を提供したり、といったこともできるでしょう。しかし、それ以外の側面は病名の裏に隠れてしまいがちです。〝肝心のところになると逃げてしまう癖〟〝目上の人に指示されると内容にかかわらず従ってしまうこと〟〝自分が楽しくなくても社交の場に行くと人を楽しませようとしてしまい望まない人間関係を形成してしまうこと〟などなど、その人のコアとなる心の動きはＡＳＤやＡＤＨＤと無関係のところに存在していることもありえるわけです。

しかし言うは易しで、精神科医にとって病名をつけながらも、病名の裏にある心の動きを追うということは簡単ではありません。意図してトレーニングする必要があります。このようなことを述べると、すぐに「精神療法」のトレーニングですかっ、と強張った顔をした後期研修医に質問を受けることがあるのですが、「精神療法」と名前をつけることもこれとまったく同じ原理です。私が述べたのは「病名をつけながらも、心の動きを追うことを意識すること」のトレーニングです。これはある時は「管理と治療」、またある時は「強制治療と自律性」などの二項対立の狭間で悩みながら診療を行っていくことを意味します。このふたつの役割を精神科医と心理士に分裂させたものがA－Tスプリットと呼ばれる手法ですが、病気の話からは遠くなってしまうのでこのくらいにしておきましょう。

病気と伝える意味

さて、ここまでは、精神科医が自分の視界をよくするために「病名」をつける／「病気」と考える、という側面について考えてきました。ここでは患者さんにそれを告げるかどうかということについては考えていません。認識の手法としての「病気」だったわけです。

次に考えたいのは、病名をつけるもしくは「病気」と伝えることで、患者さんに何らかの影響を及ぼしたいときについてです。

もっともよくある理由としては、これから行う治療に納得してもらうために「病名」をつけるという状況です。「パニック障害だから効果のあるこの薬を飲みましょう」といったような説明に代表されます。病名がないと説得力が弱いと医師が感じていることも多いでしょう。

それ以外の状況としては、うつで仕事に集中できず、現場でミスをしたことについて過度に自責的になっている患者さんがいたときに「あなたはうつ病です」と、ミスを「病気」の症状と認定してあげることで、患者さんの辛さを軽くしようとする試みなども挙げられます。

また、統合失調症や双極症は一般に薬物治療が必須ですが、病識を欠くことがあり薬を拒否することがあります。これはもう仕方ないわけですが、初心のころは、なんで薬を飲まないのだと腹が立ってきて「いいですか、あなたはれっきとした病気なんですよ。薬を飲んでください」みたいなことを言いがちです。これも患者さんが変化することを望んで「病気」と伝えているわけです。もっとも「そうか、私は病気だったのか！」と気づいて薬を飲み始める人などいないわけで、これは腹が立ち、患者さんに「病気」と名付けることで報復したいような気持ちから来ていると思います。

また、対外的に患者さんに「病名」をつけることがあります。紹介状を書く時や、診断書を書く時、役所に説明をする時などに、建前として「病名」をつけて「病気」扱いをすることがあります。これは、前項で述べた話と同じですね。

精神科診療に病名は必要か

こうして考えてみると、建前でつける場合を除いて、私自身は「病気」とみなしたり、「病名」をつけることを必ずしも必須としていないことに気づきます。これは私が「病気」と思っていない人についてはもちろんそうですが、「病気」と思っている人についても同様です。統合失調症の人全員に統合失調症と病名をつける必要があるのか、あなたは病気ですから薬を飲みましょうと伝える必要があるかというと、そうでもないように思います。

特に、外来では病識のない患者さんは「病気だから薬を飲んでください」と伝えても、薬を飲んでくれることはほぼないわけです。本人の持ち込んだ困りごとを一緒に解決するという構図を作ってまず手を組み、この部分に効果があると思うから薬を使ってみようと本人の腑に落ちる言葉で説明して投薬し、よくなればそれでよいとする考えがあってもよいように思います。継続性という点において難しい部分がある人もいますが、よくなったあと本人の申し出に従っていったんやめてみて、また同じ症状が出てきたときに来てもらって、やっぱりこの薬は必要だったねと話し合ってそれ以降薬をずっと飲んでいる人というのもいるわけです。

一方で、本人のご希望に沿って減薬した結果、入院になるくらい病状が悪くなり、それを生涯繰り返されている方などもいて、そういった方の場合にはまた話が別ですし、病状が悪化したときに自傷他害など命に関わる行動をとられる方についても話は別です。このあたりの言語化しづらい匙加減を教えるのが臨床教育なのではないかと思うのですが、全員に病名を告知し疾病教育を施し云々とベルトコンベア式に行うやり方以外があまり認められていないような空気感を個人的には感じており、ただの規範になってしまったらそれは後期研修医の教育にはならないでしょうと言いたいところです。

とはいえ声高にそういうことを現場で私が叫ばないのは、誰かがやっている行動というのはそれなりに文脈があって、必然性があって、意義について検討されていることがほとんどだからです。私の書籍には、現在の王道とされている方法の、かえって膠着している部分を見出し、より広い視座を提供するという意図があります。なので私自身もベルトコンベアのお世話になっているところがあるし、匙加減〝派〟になってしまったら、結局どちらが規範になるかの戦いになってしまうだけだとも思っているのです。

以上、精神科医が患者を「病気」と扱うときについて、私見を大きく交えながら考えてきました。次は反対に、患者が精神科医に「病気」と扱われるときについて考えてみたいと思います。

患者が精神科医から「病気」と扱われること

風邪や肺炎などの身体疾患に罹病することと違って、精神疾患になること、というのは当人にとって特殊なインパクトがあるのではないかと推測します。これは正直つけられたことのある人しかその実感というのは分からないのですが、考えていきたいと思います。

ひとつには、健常な部分と病理の部分の切り分けが精神の場合は難しいということが挙げられると思います。たとえば転倒したとして、骨が折れているところと折れていないところが出てくるわけですが、折れているところは病理で、折れていないところは健常です（異常なこともありますが便宜上）。

一方で、精神疾患というのは、自分がふだん持っている思考や感情に症状が現れるものです。しかも、脳卒中のように突然発症ではなく、だんだんと、自分では気づかないくらいシームレスに思考や感情が侵されていくので、自分が病気であるとは気がつきにくいでしょう。そして、実際に「病気」ですとなった後も、どこまでが健常で、どこからが病理かということを切り分けるのが容易ではありません。それゆえ、自分という人間が「病気」、性格が「病気」と言われるような体験をするのではないかと思っています。

精神科医からすれば、患者のなかに見えた「病気」の星座を構成する星が病気だ、と伝えているのですが、患者さんとしては、自分の星座が見えないので、自分の存在が病気と言われた……！　と感じることでしょう。と、さっきからうまいと思って星座の例ばかり出していますが正直微妙ですよね。うまくもなんともない。「何が星座や、キショ」と言われて本書をメルカリに出品する人が続出するのも嫌なのでもう星座の話はしないようにします。

また、精神科医に指摘された「病気」に薄々心当たりがあったりすると、これまで自分では否認、つまり無意識的に目を向けていなかった側面に複数直面させられるわけで、これもインパクトが大きいですし、ショックを感じることも少なからずあるでしょう。

私自身は精神科を受診したことはこれまでありませんが、似たような体験をしたことがあります。学生のころ、いろいろな病気について習ったり教科書で読んだりしているときに、自分は自己愛性パーソナリティ障害なのではないかと思ったことがありました。私が目にしたのはDSMの診断基準だったのですが、どう考えてもどの項目も当てはまっている。「自分には他の人にはない優れた能力がある」そらそうだ。「自分はいずれとんでもない成功をすると思う」当たり前だ。「自分は特別なので一流の人にしか自分の評価はできない」言うまでもないだろ。みたいな感じで。

しかし、全部に当てはまっていることに気づいた自分は「これじゃあ俺、自己愛性パーソナリティ障害になっちゃうじゃん」と呟きました。すべての項目に当てはまっているのにも関わらず、それでも自分は「自己愛性パーソナリティ障害」ではないと認識していたわけです。そのとき精神科の先生がふふふと笑ったのをみて、そこでおかしいと気づきました。自分は「自己愛性パーソナリティ障害」で、しかもこの先生もそう思ってたんか！と。気づいたときの衝撃は計り知れず、そこから自分のすべての言動が気になるようになりました。自己愛っぽく見せてはいけない、というところに注意がいくようになり、同時に精神科の研修も始まり自身が成熟していかざるを得なくなったために、少しは変化したのではないかと思っています。今にして思えば、青年期にありがちな万能感の範疇で、障害ではなかったなと思うのですが、もしそういう自意識がここで生じていなければ、自己愛が爆発してＴｉｋＴｏｋに踊りを毎日投稿していたかもしれません。もちろん、今後ＴｉｋＴｏｋに踊りを毎日投稿する可能性はまだ残されていますが。

病気として扱われることによる影響

さて、私の場合は別に「病名」をつけられたわけではありませんが、自分でそう思っただけでなく、精神科医がそう思った（にちがいない）、ということに対してショックを受けました。だから、たとえば自分は発達障害っぽいな～と思っていても、あらためて精神科医に「発達障害です」と言われるのはまた別のインパクトがあるのではないかと思います。見たくない部分や見ないでおいた部分、過去のさまざまなエピソードが蘇り、あああれは今思えば自分の「病気」によって起きていたことなのではないか、みたいな伏線回収が脳内で高速でされていく、そういう体験をしているように思います。『デスノート』にそういうシーンがありましたよね。デスノートを土から掘り返した藤原竜也がニヤッとして森のなかで「予想通り」みたいに言うシーン。仮にそんなシーンがなかったら私の二次創作ということになり、そうするとこの記憶は一体誰の記憶なのかということになってかなり怖いのですが、調べるのはよしておきましょう。この伏線回収が特性やパーソナリティについては特に長いスパンについて起こりますが、「適応障害」とか短いスパンでも同様に体験されるでしょう。遡行性にあれは「病気」のせいだったのだと分かる。

一方で「病気」と扱われることや、「病名」をつけられることで、安心する患者さんも数多くいます。この場合**「病気」の反対語は「自分のせい」**です。最初の切り分けが難しいという話に戻りますが、患者さん自身も「自分のせい」なのか「病気」なのか切り分けられなくなっているなかで、「病気」のせいというジャッジを精神科医から下されれば、不調に対する責任を自分で背負わなくて良くなり、「病気」のせいだから「病気」を治せばいいという方向に考えることができるようになるでしょう。

また「病名」というのは、なんだか分からない不調を長年抱えている患者さんにとっては大事な羅針盤というか、アイデンティティになることがあります。それがどれだけ曖昧な疾患概念で、メカニズムがはっきりしていないものであれ、名前がつくだけで安心するというところがある。

難しいのは、「病名」のついていない患者さんは、おそらく医師のイメージからすると「病気」という感じではない、もしくは「病気」としてしまわないほうがいいから「病名」がついていない可能性があるわけです。以前にも述べましたが、「病名」を無理くりつけることで、その病名に対応した、本人には本当は適切ではない治療をすることになったり、「病気」を理由に本人の自律性がいつまでも育たないという恐れがあります。

やはりこうやって考えても、精神疾患には「花粉症」と診断されるのとは大きく違って、自分という人がジャッジされる感覚があるようですね。それを否認して健常に寄せようとする動きと、逆に自らの健常性を否定して「病気」に同一化しようとする動きと、大きくふたつ紹介しました。可能性としてはもうひとつ、素直に受け入れる、というのが理論上ありえます。行動上は素直に受け入れたとして、心のうちがどうなっているのか、というのは判断が難しいです。マイルドであれ、やはりどっちかにやや偏奇するのではないでしょうか。

「病名」が素直に受け入れられるときというのは、ある意味「病名」という概念レベルで手が組めるわけで、それなりに現実的な検討がよい場合が多いのかもしれません。自分を苦しめている心の動きを、特定の病気の概念で理解できる能力があるわけです。「症状」のレベルや「もやもや」などの本人のほぼ言語化できていない感覚で手を組まざるを得ない人のほうが、「病名」は現実的な概念ではなく、すがるものだったり、自己を否定するものだったりと、より象徴的なものになるでしょう。

だから、病気とみなす、病名をつける前には、その人がどのくらいの水準にある人なのか、というのをやはり心理学的に評価しておく必要があるのだと思います。そうでないと、先の展開が読めずに、出たとこ勝負の診療になってしまうでしょうし、そうしたお互いに無意識同士でやり取りをして、それがかえりみられない外来というのが多発してしまいます。実際、現行の精神医学の教育では、無意識の領域について考えたり取り扱ったりする手法を習わないため、現実的に起こりうること、起きていることだともいえます。

さて、本項では「病気」と扱うこと、扱われることについて述べてきました。ここでひとつ疑問なのは、「病気ではない」と扱うことと、扱われることについては、また違う体験になるのではないかということです。最後の着地点は「病気であって病気じゃない」なので、「病気じゃない」と扱うこと、扱われることについてもよく検討してみましょう。

病気じゃないと扱うこと・扱われること

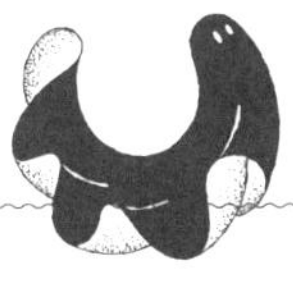

精神科医が患者を「病気じゃない」と扱うこと

前項では、精神科医が患者を「病気」と扱うことについて書きましたが、厳密にはそこにはふたつ別の状態が含まれていました。すなわち、精神科医が患者を「病気」と思うことと、精神科医が患者に「病気」と伝えることのふたつです。同じように考え「病気じゃない」と思うことと、伝えることについて考えていきたいと思います。

まず精神科医が患者を「病気じゃない」と思うときはどうでしょうか。前項で述べたような精神科医の持つ「病気」イメージから外れているときに「病気じゃない」と思うでしょう。これは字義通りの意味です。もう少し象徴的に「病気じゃない」と思うときについて考えてみたいと思います。

ひとつは「こんなものが病気であってたまるものか」みたいに怒りを覚えたり、面倒臭さを覚えたときに「病気じゃない」と思うことがありえます。たとえば「双極症」とか「統合失調症」とか、「病気」と多くの人が認めるような病名がついた患者さんが紹介されてきたとします。ところが、予想している「双極症」とか「統合失調症」の患者さんの振る舞いから大きく逸脱する言動、とくにこちらの癇に障るようなことを言ったりしたりする場合に、こんなむかつくことを言われて、責任をとってほしい、「病気」の症状のせいでこんなひどいことを言うなんて許せない、みたいな気持ちになったときに「病気じゃない」（性格だ）とみなしがちです。

また、重大な刑事事件などで、患者さんが病状によって法を犯したときは刑罰ではなく治療が優先されるため、精神鑑定が行われ心神喪失とか心神耗弱と判断されて無罪になることがありますが、あまりに気の毒な事件であったりすると、分かってはいても病気のせいにして無罪にするなんて許せないという気持ちが精神科医であっても出てきて「病気じゃない」と考えたくなることはあるでしょう。精神科医はそう考えないことになっていますが、精神科医もひとりの人間なので、それと表明することはなくてもそう思うことはないわけではないと思います。

この「病気のせいにするな」というニュアンスでの「病気じゃない」には、グラデーションがあって、病気だとは分かっているけどそうは思いたくないよね、というところから、本当に病気じゃない、と思い込んでいるところまであります。これは実際に患者さんの病態がどちらか判別がつき難いときもありますし、精神科医側の診断能力や現実検討能力が関係しているときもあります。「病気じゃない」と思い込んでいる場合は、実際に伝えてしまうこともあるでしょう。

さて、次に、精神科医が患者に対して「病気じゃない」と伝えるときについて考えてみましょう。いくつかパターンが頭に浮かんだのでひとつずつ考えてみます。

ひとつ目は、「病気じゃない」と思っている患者さんに同調して、「病気じゃない」と話を合わせているときです。精神科医も「病気じゃない」と思っているときと、精神科医は「病気」だと思っているときの2パターンがあります。

前者についてもう少し詳しく考えてみましょう。たとえば適応障害で休職している人が、自宅療養するようになってからすこぶる調子がいい。朝からうどんをおかわりしたりハロプロの曲を踊ったりSNSに「推し活って言葉、私は好きじゃない。ふつうはヲタ活では？」とか比較的どうでもいい投稿もできる。そういうときに、「私って病気なんですかね？」と診察場面で患者さんがこぼすことがよくあります。ここでどう返答するかは精神科医次第で、「いえいえ、今は元気かもしれませんが『適応障害』という立派な病気ですよ。療養に励みましょう」とか言うこともあるかもしれないし、「病気ではないですけど、参っているは参ってるんじゃないですか」とか言うこともあるでしょう。患者さんが「私って病気なんですかね？」をどういうニュアンスで言っているかを読むことが大事ですが、「病気ではないですけど、参っているは参ってるんじゃないですか」といった返答の仕方で「病気じゃない」と伝えることはしばしばあることです。

後者について、精神科医は「病気」と思っているけれども、患者さんが「病気でない」と思っていて、それに合わせているパターンがあります。たとえば一部の統合失調症の患者さんが「私はどこも悪いところはないんです。精神も病んでないし薬も飲む必要はありません。病気じゃないんです」などと言うわけですが、そこで精神科医が「なるほど、病気ではないんですね」と返答することはありえるでしょう。

さてふたつ目は、〝ここはあなたの来る場所ではない〟という意味で「病気じゃない」と伝えるときです。たとえば、本当にごく稀ですが「失恋して辛い」といって受診する人がいます。失恋による対象喪失で、一気に破綻してしまう人というのは時々いるのですが、そうではなくて、本当にただ失恋をしただけの人というのが、何を思ったのか受診することがあります。なぜ受診閾値を越えたかという点がポイントで、その内容によっては十分フォローしていく必要があるのですが、それもよく分からない。たいていの場合は、吟味に吟味を重ねた挙句、失恋に対する正常な心因反応と判断するのですが、実際次の診察では「元気になりました」と述べ、その後の再診も長く続くことはなく、やっぱりただの失恋だったんだろうか、という結論に至ります。

一般に、失恋をした場合は部屋に篭ったり、back numberを聴きながらひとりで泣いたり、楽しかった頃のmixi日記を読み返したり（過去から来た人）、いろいろ気を紛らわせているうちに立ち直るわけで、医療は必要ないことがほとんどです。私は比較的慎重なので、明らかに何でもないと思っても、まだ表に出てきていないことがあるかもしれないと考えて再診の予約をとることがほとんどですが、初回の時点で「あなたは病気じゃない」と伝えて終診にする先生も当然います。

また、ただ失恋して辛いだけの人に対してだけでなく、人間関係がうまくいかない、とか、結婚と離婚を何度も繰り返してしまう、とか、そういう悩みを抱えて受診された、特に精神症状のない人についても「あなたは病気じゃない」と伝えて終診にする精神科医もいます。カウンセリングなどの情報提供がなされることもありますが、少なくともここではない、という意味で線を引くわけです。

もう少し問題になりやすいのは、たとえばパーソナリティ障害や軽微な発達障害があって、社会生活の一挙手一投足で周囲とトラブルになり参って受診した、比較的多くの精神科医がフォローは最低でもするであろう患者さんに対しても「あなたは病気じゃない」と伝えて終診にしている精神科医も少なからずいることです。そういった人を、私も実際に「病気」とは思いませんが、「病気じゃない」と伝えて終診にするということは、単純に「病気じゃない」という意味以上に、「通院してはいけない」とか「病気のせいにするのは甘えでしょう」とか、そういったことを言われたように患者さんは感じるでしょう。前の病院では「病気じゃない」と言われました、と憤慨して受診する人がよくいますが、お話を伺う限りはこうしたことが起きていたのではないかなといつも推測しています。

しかし、難しいのはあるタイプの人については、はっきり「病気じゃない」と伝えたほうが、かえって現実感が刺激されてハッとし、それきり受診しないで自分自身でやっていけることもあるので、やはり相手をよくみてものをいうべきだろうなと思います。

三つ目は、自分は病気だと思い込んでいる患者さんに対して、そうではないという意味で伝える「病気じゃない」です。心気症といって、自分が特定の重篤な病気なのではないかと思い、そうではないと頭では分かってはいてもやっぱりそうなのではないかと思って、自分は病気なのではないかということで頭がいっぱいになっている人がいます。そうした人とのやり取りのなかでは必ず「ぼくってエイズではないですか？」「検査も何回もしたでしょう、エイズではないですよ」みたいなやり取りが特に序盤は繰り広げられます。こうした保証はまず近くにいる家族や友人もやってみることで、それで安心することはほとんどないわけですが、自然なやり取りのなかで、最初はこのやり取りがまずは精神科医との間でも起こりやすいといえるでしょう。

精神科医が患者を「病気」と扱うことと、「病気じゃない」と扱うことは、「絶対値は同じだけど真反対なこと」のようでいて、**実は全く異なる文脈で生じる、独立した行為**

と考えるのが適切でしょう。では、次は患者が精神科医に「病気じゃない」と扱われることについて考えてみたいと思います。

患者が精神科医から「病気じゃない」と扱われること

やはり「病気じゃない」と思われることと、「病気じゃない」と伝えられることはまた別の体験になるような気がします。それぞれについて考えてみましょう。

「病気じゃない」と精神科医に思われていることは、必ずしも患者さんには伝わらないと思います。というと少し説明不足で、ここでいう「病気じゃない」は、「病気」ではないが通院したり治療をしたりする適応がある、という意味合いです。実際通院している患者さんを「病気じゃない」と精神科医が思っているときは、こういったニュアンスが背景にあると思います。さきほど述べたような「ここはあなたの来る場所じゃない」というニュアンスでの「病気じゃない」ではないと思うのです。

多くの精神科医は、「病気」と「健康」の間に「治療を要する『病気』ではない不調」

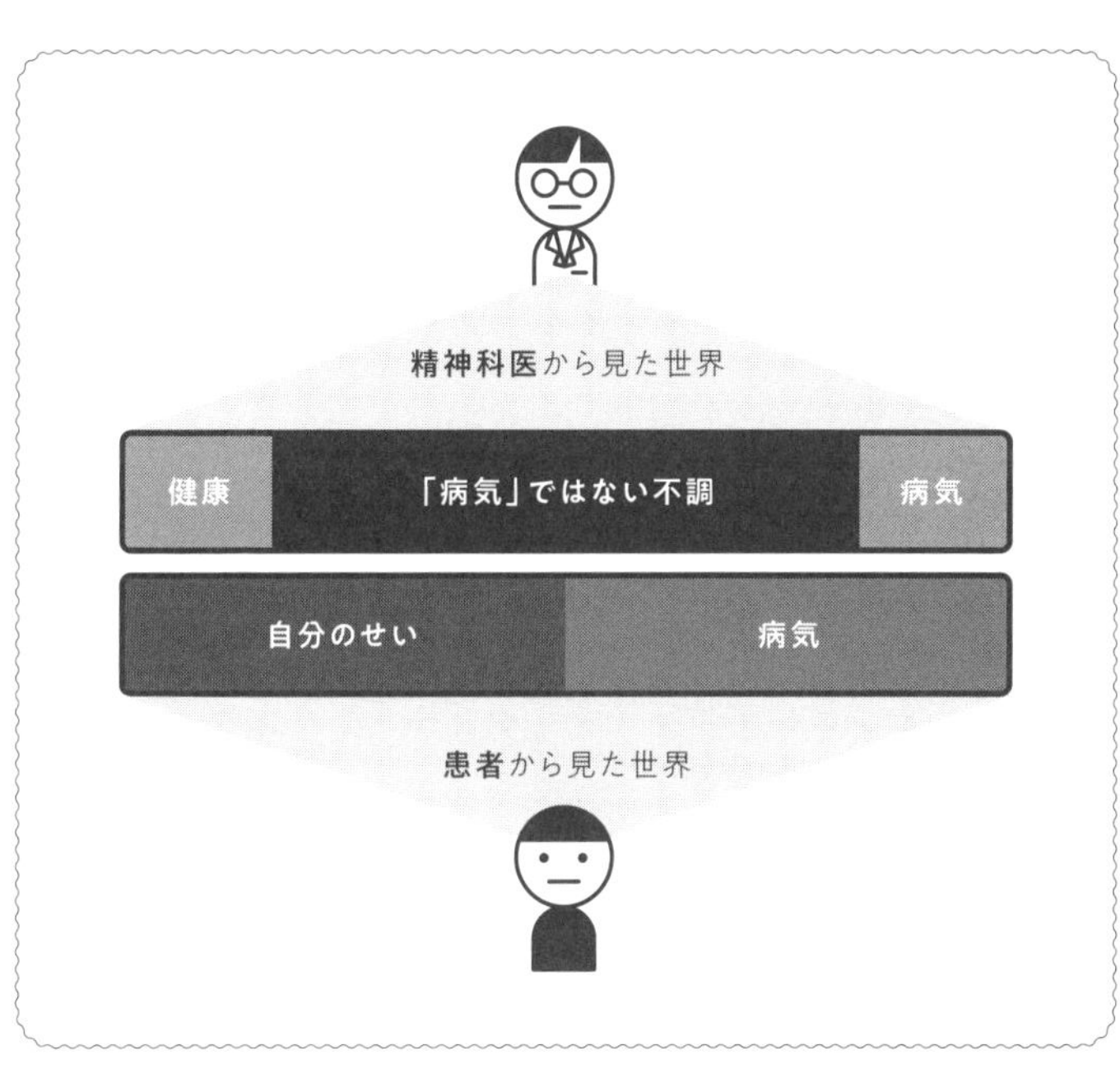

があるというイメージを持っています。一方で患者は「病気」でなければ「健康」という二分法で考えていることが多いわけです。そうすると、精神科医が「『病気』ではない不調」という意識で患者さんを治療している場合、患者さんとしては治療をされているので、「健康」とは思われていない＝「病気」という感覚になるはずで、「病気じゃない」と思われている感じはしないのではないかと推測します。

一方で「病気じゃない」と精神科医に伝えられることとはこの逆

で、「病気じゃない」なら「健康」なのだろうと思うわけです。前述したように「病気」の対義語を「健康」以外の言葉で表すのであれば「自分のせい」であり、「健康」なのに不調で仕事を休んだり、家事ができなかったりする自分は甘えているということなんだ、この先生は自分の責任だと言ってるんだ、と感じてしまい、すれ違いが生じるのも無理ありません。

「不調」の人たちの診療を、特に病名を告げずに続けていると、患者さんから「私は病気なんでしょうか」と質問を受けることがよくあります。私としては、図（前頁）のように説明しながら「『病気』ではない不調」であることをまず伝えるのですが、伝えれば誰もが理解するわけではないというのが難しいところで、ほんの一部の人が、ああそういうことなんですね、とはっきり理解してくれる一方で、大半の人が釈然としない表情をしているのがいつも気になってきました。

知的にも理解できない人はほとんどいないのですが、理解できるはずなのに釈然としていないのは、やはり「病気じゃない」と言われたことに起因するような気がしています。「不調」には原因があります。その原因は誰が見ても明らかな特定のストレスだったりするわけですが、全員がこの原因を自覚しているかというと、そういう訳ではありません。抑圧されているので意識ができない。多くの人にとって「不調」は、気づいたら生じているものです。なんか具合が悪いなんか具合が悪いと思っているうちに「不調」の波に溺れている。傍目には、自らざぶざぶと海に入り、沖合に向かってどんどん泳いでいっているから溺れているのに、本人としては砂浜に立っていたら溺れていた、というふうに感じている、というのと近いです。

意味の分からない比喩になってしまいましたが、この例でもう少し考えます。傍目には「本人が沖合に泳いでいったから、溺れている」という因果のはっきりした事実が見えています。一方本人は「なぜか砂浜にいたら溺れていた。この現象（病気）はなんだ？」と感じているわけです。

つまり、ランダムで不可避に理由なく罹患するものとして「病気」をイメージしているわけです。そう思っている人に、あなたが不調なのはどうしてだと思う？　と尋ねても「病気」になったから、以外の理由が浮かばないのではないかと思います。

なので「病気じゃない」と言われることは、すなわち「あなたは自分で勝手に海に入ったんだよ」とか「そもそも溺れてないんだよ」と言われているように体験されるわけで、それはきっと釈然としないでしょう。

さて、ここで提案したいのが「病気であって病気じゃない」という概念を持ち込むことです。そもそも精神科領域の不調、精神科に通院するようなものはすべて「病気であって病気じゃない」と考えてみるのです。

精神科医のイメージする「病気」も「不調」も「健康」も、患者のイメージする「病気」も「病気じゃない」＝「甘え」「自分の責任」もすべて、「病気であって病気じゃない」と定義し直します。

一体どういうことやねんという感じですが、どういうことなのかは次項以降で解説していきましょう。

第2部

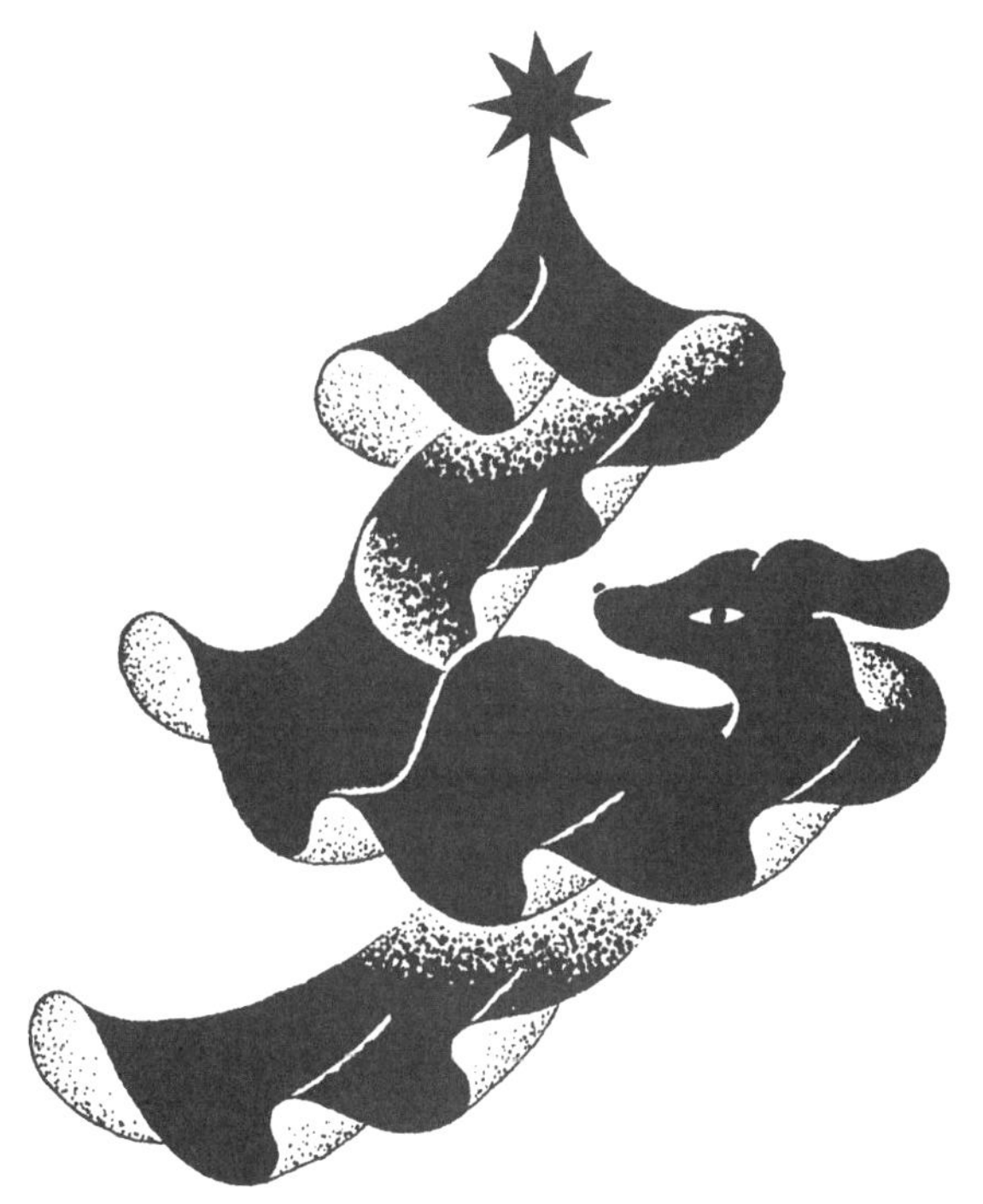

病気であって
病気じゃない

理論編

精神科医は、病気と健康の間に
広大な「病気」ではない不調があると認識しているが、
同じものを患者側からみると
「病気」か「自分のせい」かに見えており、
ここにすれ違いが生じる。
そのためどちらの立場かに関係なく
「病気であって病気じゃない」と
考えてみることを提案したい。

精神科医が「病気であって病気じゃない」と考える効能

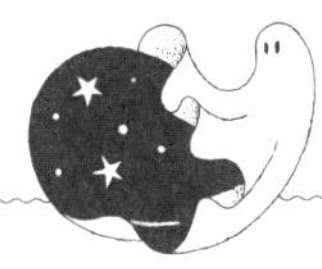

「病気であって病気じゃない」という概念

われわれ精神科医は、混沌とした訴えをする患者さんを前にしたとき、その患者さんを理解するために、見取り図として「病気」という概念を使用します。これは前述したとおりです。すなわち、ただ混沌としたものを、混沌としたまま理解するのが難しいので、「病名」をつけることでラベリングをし、すでに知られている「病気」の振る舞いのひとつが今の表現形であると理解することで、把握可能なものに単純化しようとするわけです。「病気」と扱うことにおいて、この側面は明らかに精神科医が治療をする上でメリットになっています。

一方で、病気として扱うデメリットは何かと考えると、これも前述のとおりですが、「病気」からはみ出す個別の心の動きを見落としやすいことです。これは「病気」に限らず何においてもそうで、「生徒」とくくった瞬間に一人ひとりの個性に目が行きづらくなるし、「マイノリティ」とくくった瞬間に一人ひとりがまったく別人であり、違う心を持っていることは見えづらくなります。私はアイドルヲタクですが、そう思って読者の皆さんが想像した「アイドルヲタク」とはまったく様相の異なるアイドルヲタクだと思います。詳しく説明すると本書の大半がその記述に割かれてしまいますので控えますが、とにかく個が見えづらくなるのは、くくることの大きなデメリットです。

「病気であって病気じゃない」という概念を持ち込むと、診療においてこの問題を解決できます。なんらかの訴えでやってきた患者さんをみるときに、まず精神科医は「病気」かどうかを慎重に検討しています。精神科医の持っている「病気」のイメージを振り返ると、多くの精神科医が「統合失調症」「双極症」「うつ病」ではないか、ということをまず考えるわけです。これは、そう診断できれば、治療の中心が精神療法ではなく、薬物治療であると舵を切れるからです。また、多くの精神科医が「病気」の範疇に含めそうな「パニック障害」や「強迫性障害」などについても、やはり薬物治療をまず試したいので、見取り図に合致した状態か、「パニック障害」「強迫性障害」といえる状態なのか、ということを検討するでしょう。あるいは心の動きが中心と思っていても、会社でなんやかんやあって調子を崩し受診した人は「適応障害」の患者さんとラベリングしがちです。

そうすると、まず病名に即した治療を試す→典型的ではない経過をたどったときに治療オプションをいろいろ試す→それでもうまくいかないときに診断を考え直す、という経路をたどりがちです。ただ実は「病気」の治療よりも、何も薬を出さなくても話を聞いて心の動きに沿ったコメントをしていただけのほうが良くなるということはあるわけです。それなら最初から話を聞いておけば良かったやんけ、ということになるわけで、薬をあれこれ試しているうちに半年くらい経っていたということはザラにあるでしょう。

そこで「病気であって病気じゃない」という考えが必要なのです。「病気」であると同時に「病気じゃない」と考えるということは、**見取り図を使って単純化し標準治療を試すというオプションと並行して、心の動きを評価し介入を検討する**ということです。当たり前すぎるようなことですが、実際に行うのはとても難しいことです。単純化しないでいることは難しいし、単純化しながら複雑なまま観察するということもとてつもなく難しいです。両方に注意を向ける基本認識として「病気であって病気じゃない」という概念は有用だと思います。

より難しく、一部の精神科医にはその価値を理解されづらいこととして、多くの精神科医が「病気」と思う患者さんについても、まったく同じことが言えるということがあります。つまり「統合失調症」や「双極症」においても、「病気であって病気じゃない」と考えるのです。「統合失調症」や「双極症」の言動のほとんどがその「病気」の症状として説明がついてしまうことはもちろんありますが、心の動きの側から意味を説明できないだろうかと、薬物治療と並行して考えることが重要です。

また反対に「病気じゃない」と思った人についても「病気であって病気じゃない」と思い直すことは有用です。たとえば職場でハラスメントを受けて参ってしまった人がいたとき、「それだけ上司にセクハラとパワハラを受けたら落ち込んで無理ないと思います。休職してゆっくり家で療養してください」みたいなことを言って休職を指示したりすることがあると思います。これは心の動きをみているわけですが、あえて「病気」的な単純化を考えてみることが、視野を広げてくれることもあります。

ここでいう「病気」的な単純化というのは、たとえば心理学の概念を用いて、パーソナリティを見立てるとかそういうことです。自我は脆弱ではないし、十分現実検討能力もある。防衛機制としては抑圧、退行、置き換え、身体化をよく使う人で微妙に解離もある。神経症水準でサブタイプとしてはヒステリーだろう、とか、もちろん別の概念を使ってもいいのですが、ただの心の動きと考えるのではなく、心の動きのなかに「病気」をみて概念化・単純化することで、見取り図を作ることができるでしょう。

A－Tインテグレーション(?)

「病気であって病気じゃない」という概念を持ち込むということは、今説明していて感じたのですが、精神科医の考えと、心理士の考えを両方持ち合わせるというふうに言い換えることもできるかもしれません。

ときどきSNSなどでも話題になっていますが、精神科医というのは「病気」をみる職業で、心理士というのは「心」をみる職業だとしばしば言われます。実務において一人の患者さんで役割を分けたのがA－Tスプリットという手法ですね。本書ではここまで

「病気」「病気じゃない」が、様々なイメージで捉えられていたり、状況によって意味合いが変化することを述べてきましたが、こと、本項に関しては「病気」＝概念化・単純化、「病気じゃない」＝個別性をみる、というニュアンスで使っています。この前提をもとに「病気であって病気じゃない」と考えるのは、この精神科医と心理士の役割の分裂をやめて、一人で「病気」も「心」も両方見ようや、という発想になると思います。「A－Tインテグレーション」ですね。そんな言葉は存在しませんが。

そもそもそれが難しいからA－Tスプリットという発想が生まれたわけですが、やっぱり私はそれは症例を選ぶべきで、基本精神科医はA－Tインテグレーション、すなわち「病気であって病気じゃない」という視座を基本として持っていたほうがいいのではないかと思うのです。

というのは、やはり精神科医の、「病気」から考え始め「病気じゃない」部分を考えるに至るまでの時間のdelayが気になるのです。すみません、論が乗ってきて調子に乗り、delayなどと英語を使ったら格好いいだろうと見栄を張って使わなくてもいい英語を使ってしまいました。でも気になるのです。精神科医の抱えている患者の数は膨大です。一人にかけられる時間の話にもなりがちですが、一般に「病気」として扱えば時間は短く、

「病気じゃない」として扱えば時間は長く必要になるでしょう。「病気」として扱えば見取り図を持っている精神科医主導になり、「病気じゃない」として扱えば患者主導になるからです。だから、精神科医として心をみている時間はない、という論旨になりがちなのです。それはどれくらい「病気」の部分をみる必要があって、どれくらい「病気じゃない」部分をみる必要があるかの見立てをしていないから、「病気じゃない」部分を見始めたら膨大な時間がかかってしまうと思っているのではないかと推察します。

まず全員「病気であって病気じゃない」と考えてみることで言わんとすることが分かってもらえるのではないかと思います。私は、内科外来においてすら、来院した患者全員を「病気であって病気じゃない」とまず考えています。そう考えることで器質か心因かの境界線がよりクリアに見えることに気がついたからです。この話はまた次の項でしようと思います。

実際にはどうやってるんや、という話については、実践編でまたご紹介してみたいと思います。かなり現場知の話が中心になってしまったので、もし非精神科医の方が読んでくださっていた場合は、本項の内容は少ししんどかったかもしれません。

次項では、内科領域において「病気であって病気じゃない」と考えることの意味について考えてみたいと思います。

内科において「病気であって病気じゃない」と考えることの意味

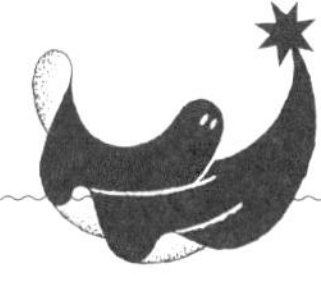

器質的な疾患と機能性の疾患

内科においてはより「病気」とそうでないものの境目がはっきりしています。本項では内科における「病気」と「病気じゃない」の境目について明らかにし、「病気であって病気じゃない」と考えることの意義について考えてみたいと思います。

内科で「病気」といえば、「病理学的な異常が確認できる」ということがまずは前提になっていると思います。たとえば血液検査を行ったときに、炎症の値が高値であれば、これはすでに病理学的な異常があることの証拠になっていますし、画像で異常影があれば、これも同様です。もちろん、疑わしい病気によって起きた病理学的な異常か、ということは慎重に判断されるわけですが、基本的にほぼすべての内科疾患は、検査によって異常を同定することができます。

では、内科において精神科領域の病気や問題は、どのように考えられているのでしょうか。

ほとんどの内科医は、「病気」とも「病気じゃない」とも思っておらず「精神科」と思っていることが多いようです。「病気」「病気じゃない」「精神科」が並列にならぶのはおかしな気もしますが、「病気」とも「病気じゃない」ともおそらくは思っていない。意識的にそのことについて考えることがないと思います。

検査異常がなく、疑わしい内科疾患がないときは、基本的に「病気じゃない」と考えられ「精神科」でしょう、と推論されることがほとんどです。このとき内科医が「精神科の病気でしょう」と思っているかといえばそれは微妙で、もう少し漠然と「精神科でしょう」と考えている気配を感じます。このときの「精神科でしょう」には、ここから先はわれわれの領域ではない、というニュアンスが多分に混じっており、そもそも考える対象にないと思われます。

しかし、「病理学的な異常が確認できる」ことを「病気」の前提とする内科の論理からすれば、精神科領域の問題はすべて「病気じゃない」ということになるわけです。「統合失調症」や「双極症」は生物学的な基盤があることがすでに知られていますが、あくまで研究レベルの話であって、臨床に使える検査で「統合失調症」や「双極症」の病理学的な異常を確認することはできません。

と、考えたときにあれ？　と思うのは「過敏性腸症候群」や「機能性胃腸症」といった機能性の疾患という概念が内科にはあることです。精神科医からすればこれらの疾患は身体化で説明ができる、心因性のものです。一方で研究レベルでは生物学的な異常の関与が示唆されているため、これは精神科領域ではない「病気」であると内科ではしばしば考えられます。しかし、検査異常がない点については「統合失調症」とかわりがありません。

この差はおそらく、たまたま消化管に出現するトラブルだったために、消化器内科医が研究をし、疾患概念として確立したという都合がありそうです。特に研究がなされていないだけで、ほかの多くの身体化症状に、似たような生物学的異常は認められるのではないかと私は推測しています。

器質でもあり、心因でもあると考えてみる

さて、内科場面で「病気であって病気じゃない」という概念はどこに持ちこめるでしょうか。脳卒中や心筋梗塞など、明らかな病気に「病気であって病気じゃない」などという概念を持ち込むのはあまり意味がないばかりか有害かもしれません。「病気であって病気じゃない」という概念が最も有効なのは、器質か心因か、判断を迷うような症例です。内科外来には無数の、身体疾患っぽいけど検査異常が出てこない患者さんや、心が関与してそうだと思ったら、実はすべて内科疾患のなせる技だった患者さんなどが来院します。この領域に感度が高ければ高いほど、どちらなのかということは迷うわけですが、この時の担当医の心理状態をまずは考えるのが重要と思います。

たとえば非常に退行した態度で「息が苦しい苦しい、死んでしまう、助けてー」といいつつも、酸素飽和度を含むバイタルサインが完全に安定している人が内科外来に来たとします。このとき「ああ、これは病気じゃないな」と感じて、真面目に取り組む気が減じるというのが現場のリアルでしょう。こういったときに「病気であって病気じゃない」と

思ってみることが、さらにもう一段差し込みのある見立てにつながります。「病気であって」とあるので、こういった人にも検査をすることになるでしょう。いくら「病気じゃない」と思っていても、「病気であって病気じゃない」ので、血液検査や画像検査を行い、呼吸苦の精査をします。そこでも異常がなかったとして、じゃあ「病気じゃない」とジャッジしていいのかといえば、それでもなお「病気であって」の線を捨てず、「病気」ならなんだろうかと考え続けるわけです。

そうすると、たとえば実は軽微な意識障害があって、そのせいで退行した態度になっていたということが分かり、実は「病気」だったことがわかる、ということはしばしばあります。

逆のパターンもあります。むしろ、精神科医に多いパターンかもしれませんが、ひょっとして精神科領域ではないのではないか？　身体もしくは脳に異常があるのではないか？という心配がいつまでも消えない状況です。分かりやすい例が、てんかんです。てんかんは、大脳皮質に電気信号が生じそれが脳の局所、もしくは全体に広がることによって、その神経局在に応じた症状が出現するものです。電気信号が全般性に広がれば全身のけいれんをきたすわけです。

一方、主に心理的な葛藤から全身のけいれんをきたすことがしばしばあります。これは心因性非てんかん発作（PNES）と呼ばれますが、てんかんを診る機会が少ないために、PNESをみたときに「ひょっとして、てんかんかもしれない」という考えが頭から消えないということが精神科医にはしばしばあります。

けいれんの性状ひとつとっても、判断の難しいものはあるものの、明らかにPNESを示唆するけいれんは存在しているのですが、それをみても、あるいは脳波まで測定しても、けいれんの迫力になんとなく気圧されて、本当にてんかんではないのか、てんかんを見逃して、心因性と誤って判断しているのではないか、といつまでも器質の心配が抜けないということは、てんかん／PNESに限らず、器質か心因かをめぐる状況において、精神科医のあるあるなのではないでしょうか。

主治医が器質か心因か迷って心配している状態は、心因性に身体化症状を呈している患者さんにとっては、症状が消えないひとつの理由になります。もう少し検査をしたほうがいいのではないかと考えたり実際に心配して検査をしたりする雰囲気は敏感に患者さんに伝わり、心因性の症状の改善を遅らせるかもしれません。そもそもこの主治医の迷いこそが患者さんとの相互作用によって生じたものであり、状況は明らかに心因性を示唆しているのに、器質かもしれないと迷っている、ということ自体を把握する必要があるでしょう。

こういったときに「病気であって病気じゃない」という概念を持ち込んでみることは有用かもしれません。つまり「てんかんでもあり、ＰＮＥＳでもある」「器質でもあり、心因でもある」と考えてみるのです。ＰＮＥＳが示唆的なのにてんかんを心配している状態／心因性が示唆的なのに器質を心配している状態、というのは、**両方のことを考えているようでいて、ほとんど器質のことしか考えていません。**「病気であって病気じゃない」とここであらためて考えることで、状況に見合わず見立てが偏っている事実に気がつける可能性があると思います。

さて、少し俯瞰して本項を振り返ってみたいと思います。内科における精神科領域の問題を考えたときに、本項では、病気＝身体疾患、病気じゃない＝精神科領域の問題として考えてきました。内科において「病気であって病気じゃない」と考えることは、身体か精神か／器質か心因かが問題になる局面において、不適切にどちらかに偏って推論をすることを防ぐ役割があるのではないでしょうか。

一般の人が「病気であって病気じゃない」と考えることの意味

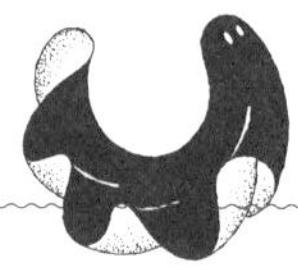

患者に「病気であって病気じゃない」と伝えること

一般の人というのは誰のことでしょうか。本書では精神科医と患者さんを対置させて語ってきたので、ふつうに考えればこの一般の人とは患者さんです。しかし、患者さんが「病気であって病気じゃない」と自らのことをいったん思ってみるというのはとても難しいことのような気がします。

これまでみてきたように、不調があり、精神科医のところにきている時点で、すでに今の状態が「病気」かどうか、あるいは「病気」なのは当たり前で、どういう「病名」がつくか、といったことに関するイメージが自身のなかで増殖しており、それなりに固定した状態にあると思います。そこに精神科医から「病気であって病気じゃない」という概念を持ち込むことを提案された場合、それは「病気ではないと思われた」とか「誤魔化された」とか「わかってもらえない」とか、別の種類のコミュニケーションになってしまう可能性が高いでしょう。

一方で、そのような象徴的なコミュニケーションにならずに「病気であって病気じゃない」と考えてみることができる患者さんも稀ならずいるでしょう。しかし、そういった参った状態でも通常以上のコミュニケーションができる方は「病名とかは何病とでもつけられる状態なので、診断書とかには便宜上つけますが、治療上必要なのは何が原因で不調になっているのかということです」みたいな話をしても、ああそういうことなんですね、と理解が可能です。病名がつかなかったということで、すべてを否定されたような気持ちになることはありません。なぜならば説明によって、病気のイメージを修正することができるからです。そういった患者さんは「病気であって病気じゃない」などとまわりくどく考える必要はないでしょう。精神科医は違う考えを持っているのだなと思えばそれで終わります。

やはり難しいのは、病気や病名を巡るコミュニケーションが象徴的なやり取りになってしまう方です。こういった方における病気や病名の扱いをどうするかについては次の項で考えることにします。

わたしたちのなかにある健康な部分と病的な部分

ここでは、精神科医でもない、患者でもない一般の人が「病気であって病気じゃない」と考えてみることの意義について考察したいと思います。つまり、特に精神科診療と無縁の一般の方や、患者になった体験が現在や過去にあっても、(ご自身の自己治療のためではなく) 主に知的な好奇心から本書を読んでいるような方について考えてみます。

と、考えを巡らせ始めてすぐに、壁にぶち当たります。そもそも、精神科診療とまったく無縁の人が「病気であって病気じゃない」と考えたとしても、精神科診療と無縁なので、診療に良い影響も悪い影響も及ぼすことはないであろうことがただちに分かるからです。しかし、未来にどうかは分からないわけで、将来家族が精神科の患者になるかもしれない。自身が受診をすることがあるかもしれない。部下が受診するかもしれないわけです。そういう意味では、精神科領域の困りごとは「病気であって病気じゃない」と知っていて悪いことはないでしょう。

たとえば、「適応障害で休職しているがサンリオピューロランドに遊びに行っているのはズル休みか」みたいな議論をSNSでもよく見かけます。当然現在の風潮を読んで誰もが「病気なんだしゆっくり休んでね」と実際的には声をかけるわけですが、現場では病気と分かっていても「こっちは死ぬ気で働いてんのにサンリオ行ってる暇あったら働けや」という気持ちになる人はいるでしょう。こういう文句が頭を過ぎるときというのは、「病気」と診断されているくらいだからまあそうなんだろうと頭では理解しているものの、イメージは「病気じゃない」というほうに偏っているわけです。しかし、やはり「病気」なのであって、仕事をしようとすれば動悸がするし、なんならラップトップを目にしただけで、会社の最寄駅の名前を聞いただけで、立ちくらみがして倒れてしまうとか、局所的にそういう病的な部分があるからこそ、会社に行けないわけです。

つまり、サンリオピューロランドに行って、最前でパレードを見たりポムポムプリンと握手をしたりというのは最も健常な部分をみているだけであって、反対側にものすごく病的な部分がある。あるいは、家にいると会社のことを考えてしまい死にたくなるのでサンリオピューロランドにでもなんでもとりあえず出かけて行くといった「行動」が必要な人もいます。

特に精神科受診を今していない人も、いってしまえば「病気であって病気じゃない」わけです。私もそうです。すべての面において健康という人はいません。かならず健康な部分と、病的な部分がある。ただ、社会において破綻せずに毎日を過ごしている人は、病的な部分をうまく隠せているだけで、なにかの拍子にそれが隠せなくなることなど全然ありえます。

不調というのは、この誰もが持っている病的な側面が大きくなり、健康な側面とのバランスがとれなくなって、社会生活に破綻をきたした状態です。だから、突然「病気」が発生するわけではない。もとから持っているものが増幅しただけです。

自分は今「病気じゃない」と思っている人は、では自分の「病気」の部分はどこだろうと考える。苦手なこと、こういう刺激に弱い、感情がかき乱される、人にいつも注意される、そうした部分がおそらく関係しているのでしょう（今現在具合の悪い人は考えないでください）。

逆に、自分は重病、難病だと思っている人は、では自分の健康な側面はどこかと考えてみる。ひとつもないということはありません。朝、家の人に挨拶ができる、料理は美味しく作れる、ゲームになら集中できる、など色々あるでしょう。

「病気であって病気じゃない」というバランスが重要です。そうではないほうを見つめてみることで、見落としている側面に気がつき、今後の展開が変わる可能性があります。そういう意味では「一般の人」すら、この世にはいないのかもしれません。もう全員「病気であって病気じゃない」でいいのかもしれない。

とりとめのない思考になってしまいましたが、次項では「病気」や「病名」をめぐるコミュニケーションが象徴的になってしまう人に精神科医としてどう接するかについて考えてみたいと思います。

病気や病名を巡るコミュニケーションが象徴的になること

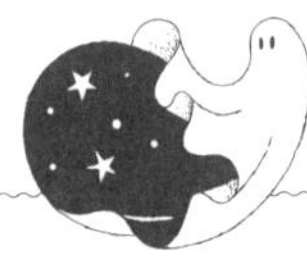

「病名」によって精神科医と患者がすれ違うとき

不調の患者さんを診ているときにしばしば尋ねられる「私の病名ってなんですか」という質問に対して、「そうですね、あえてつけるなら適応障害とかですかね。自律神経失調症とか機能性高体温症とかでも別にいいです。大事なのは病名ではなく、〇〇さんが調子を崩すに至った職場の環境だと思います」などと仮に説明したとします。そうすると、この言葉に対する反応は大きくふたつに分かれます。

ひとつは「そうなんですね、精神科の病名って意外にそんなもんなんですね。総務部に聞いてこいと言われたもので」といった理解を示すパターン。言われた意図をそのまま理解しているパターンです。

そしてもうひとつが、この返答に対して納得できないパターン。言われた意図と異なる理解をするパターンです。たとえば「病気ではないと言われて不信感を抱きました」とか「病名が分からないみたいなんです」「難病らしくって」「適応障害と自律神経失調症と不明熱の合併と言われました」みたいな感じです。

本書は精神科後期研修医に対して語っているという設定だったのをいま思い出しましたが、すでにみなさんの外来でもこういったやり取りは行われているかもしれません（突然の呼びかけ）。こうして文字で読むと本当にそういうことがあるのか信じられないような話ですが、非常によくあることです。別にこれが間違っているとかそういう話ではないわけですが、この話が良い・悪いの話に読めている人もひょっとしたら同様の傾向、すなわち、言葉を象徴的に理解しているのかもしれません。

こういったすれ違いが生じる理由は、ここまで述べてきたように、精神科医の持っている病気イメージと、患者さんの持っている病気イメージが異なることにより生じます。「病気」であること、「病名」があることが、学校・職場に行かなくていい／家事をしなくていい／先々の現実に向き合わないでいい「病人」でいる理由に知らぬ間になっていることがあるかもしれません。あるいは「病名」だけが自分をオリジナルに特徴づけ、心の支えとなるアイデンティティになっていることもあるかもしれません。「病名」さえあれば、混沌とした苦しい自分の人生が理解できるようになるという想像があるのかもしれません。

もちろん無意識的な話です。だからこそ、コミュニケーションが象徴的になる。多くの精神科医にとって「不調」につける「病名」は建前であり、便宜的なものであり、病名がついたから診療の方針が変わるようなものではありません（この前提が、前提にならない精神科医がいるのも理解しています。なぜならば精神科医の間でも「病気」に対するイメージは単一ではないからです）。

一方で、一部の患者さんにとって「病名」は希望の光だったり、家の構造を支える大黒柱であったりするわけです。なので、当然「そうか、便宜的なことなのか」とそのまま理解することは困難であり、象徴的に理解せざるを得ないのです。

さて、以上からそのような観念がある患者さんに「実は病名って便宜的なものなんですよ」と説明するだけというのはあまり適切ではないでしょう。一方で、「病名」をしっかりつけてしまうと、今度はその「病名」から離れることができなくなります。診断を変更する場合にも、同じようなことがおき得ます。

たとえば「発達障害」だった病名が「統合失調症」になるとか、それが別の病院にいくと今度は「双極症」とつくとか、そうなると「病名」がアイデンティティのようになっている人は、自分を理解する視座がなくなるため混乱します。

不調を認知させるツールとしての病名

現実的な正解はあまりなさそうですが、現時点での私の実践においては、こうした人には「病名」をつけてしまうことが多いです。本人が自己診断を信じてくる場合は否定しませんし、「病名」を知りたいという人にはなるべく漠然とした病名をつけることにしています。ここの論争をすることや、本人に精神科医のイメージを共有してもらうことは治療的と思わないからです。

漠然とした「病名」というのは、ネットで調べても大した情報が出てこない病名であることが多いです。逆に「難病」の雰囲気が出ていたり、ちょっとやばそうな医者が台頭してその「病気」の専門家を名乗っている「病名」はつけないようにしています。具体的にどの病名が、ということは、当事者の人が読んで誤解を招く可能性があるためここでは述べません。その「病名」のついたすべての人が「不調」由来とは限らず、その「病気」そのものであることもあるからです。これはどちらかといえば、原因は明らかになっていないが、おそらく器質因が関与していると思われる内科疾患で多いパターンです。つまり、同じ病名がついている人のなかでもかなり異質性が高いわけです。

つまり、不調が改善しないことに対し、理由付けが簡単にできてしまう病名はなるべくつけたくないなと感じています。だから自律神経失調症とかは、非常につけやすい病名です。以前自著『器質か心因か』（中外医学社、２０２１）で、自律神経失調症とか安易につけるなと述べているのですが、自律神経が乱れているのだからまずは自律神経を整える安定剤を飲みましょう、などと、身体疾患の響きも残しつつ、向精神薬の投薬ができるわけで、身体と心をつなぎやすい病名ではあると思います。

また「適応障害」も漠然としているし、事実、適応障害といえる状態にある人がほとんどなので、つけやすい病名です。最近はＤＳＭが改訂されて、適応反応症となり、より可逆性のある雰囲気のネーミングになったのでいいなと思いますが、まだあまり知られていないので、しばらくは「適応障害」を使っていたほうが現場ではいいだろうなと感じています。

「発達障害」は少し毛色が違っていて、本人が薄々自覚して来院することが多く、実際に来たときに大体そういう気があることが多いので、病名ですれ違いが起こりそうなときはむしろつけています。

重要なのは、できればつけたくなかった「病名」をつけた後だと思うのです。**「不調」の治療は、不調になっている自分をわずかでも俯瞰して認知するところから始まる**と私は思っています。海岸線にいたと思ったら海のなかにいたという例を先述しましたが、ただ普通に生きていたら、いきなり天災のように「病気」が降ってきた、という感覚であったり、生まれたときから「病気」で、だから今の苦しみからは一生逃れられない、という感覚であったりすると、不調はなかなか改善に向かわないでしょう。

この先はあまりに複雑な話になってしまうので、実践編で扱うことにしますが、俯瞰できるようになれ！　とか自分でなんとかしなきゃダメだ！　などと伝えても改善はしないので、自身を俯瞰し、自分で自分のことを考えていけるようになる介入をそれぞれに考え、言葉をやり取りしていく、ということが主な治療になります。「病名」をアイデンティティにせずともよくなるためには、こうしたやり取りがまず先に必要です。こうしたやり取りをするためには、まず「病名」とか「病気」がある／ないみたいな議論はいったんスルーする必要があり、そのために仮で「病名」をつけることに私はしています。逆に、「病気」や「病名」がどうしても必要になってしまう、というところに焦点を当てて話し合いをしていく、という線もあり、むしろ正攻法という気もしますが、あまり実りのあるやり取りになったことがなく、かなり難易度が高い印象を持っています。

「病気であって病気じゃない」という概念についてはどうでしょうか。個人的には、精神科医側がこうした人に対して「病気であって病気じゃない」と考えるのは、前述したようにとても有用だと思いますが、患者さんがそう理解するのは難しいでしょう。なので、このすれ違いの場面においては、精神科医のどちらかに偏った視点を是正するという点でのみ意義があると思います。

さて、第2部では「病気であって病気じゃない」と考えることについて説明してきましたが、なんだかうまく語り切れていない感じが否めません。それが？　という感想を持った方もいるでしょう。

そこで、第3部では、実践編と題して、どういうときに「病気であって病気じゃない」を導入すると視界が開けるのか、ということについて、具体的なシナリオを基に考えてみたいと思います。

第3部

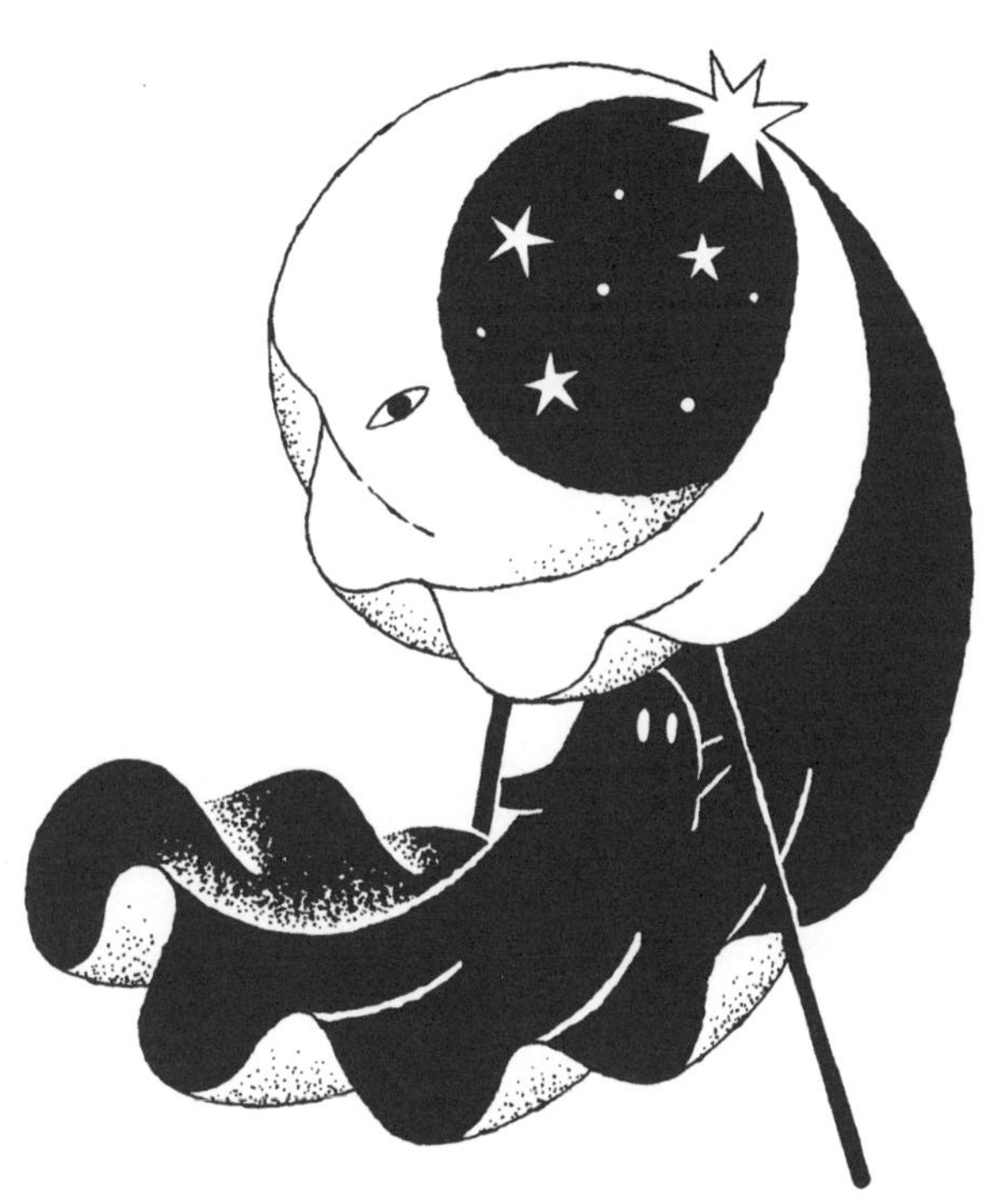

病気であって
病気じゃない

実践編

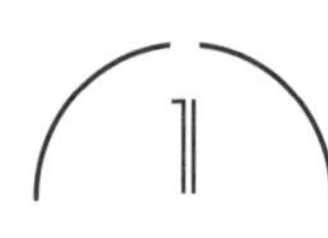

ADHDの新卒男性は、病気であって病気じゃない

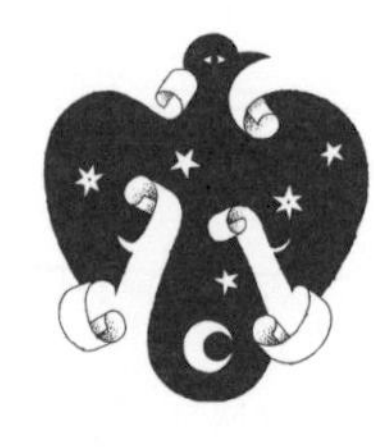

さて、実践編です。実践といっても、一体何を実践するのか。もちろん、本書は精神科後期研修医の先生に向けて書いているという〝設定〟があるので、こういう患者さんが来たら、こう考えよう、みたいなものでもいいわけですが、それではあまりに急に普通の医学書すぎる。というか、「病気であって病気じゃない」わけですから、病院に来る病気の人に限らなくてもいいわけですし、精神科医以外の視点でも考えてきたわけなので、診療場面に限らなくてもいい。

そうすると最も極端な例では、一般の人を、一般の人がどう理解するか、みたいな話になるわけで、そこにどう私の専門性が絡んでくるのだという疑念が一瞬生じます。さらに後述することになりますが、倫理の問題については別途考える必要があると思います。

では、具体的に考えていきましょう。

・・・・

そうですね、まず設定を考えましょう。あなたは、と謎に突然呼びかけてしまいましたが慣れてください。あなたはある大企業に勤める会社員です。新卒で入社して7～8年目くらいとしましょう。仕事には慣れ、何をしているのかは知りませんが部署でも優秀な成績を収め、若くして社長賞なども受賞しました。後輩からも憧れの的で、営業2課のエースです。

4月になり、新卒でたくさんの新入社員が入ってきました。あなたの直下についたのは旧帝大出身のAくんです。爽やかなビジュアルでスタイルもいいAくんは、いかにも仕事ができそうでした。

ところがこのAくん、ほぼ毎日遅刻をするし、営業先に同行するときにも何も下調べをしてきません。あろうことか、必要な資料を忘れることも一度や二度じゃありませんでした。それだけでなく、彼は決して謝ろうとしないのです。電車が来るのが遅かった。体調不良で準備ができなかった。など、常に言い訳を瞬時に繰り出すのです。最初は様子をみていたあなたも、あまりにAくんがだらしないので、呼び出して無茶苦茶に叱責しました。ええ加減にせえや舐めとんのかカス！　と大声で叫んだところ、涙目になったAくんは、実はADHDで精神科クリニックに通院していることを告白します。ふたつのことを同時にするのが難しく、時間の締め切りがあるとパニックになってしまって、態度が失礼になってしまうのだそうです。

あなたはまったく納得がいきませんでしたが、後日Aくんが持ってきた精神科クリニックの診断書を見て、これでは叱ることもできまいと思い、不本意な気持ちは正直ありましたが、病気ならばこれはむしろかわいそうなことだし、きちんと配慮をするのが社会人として&大人として望ましい態度であると考えを改めました。

厳しく怒鳴ってしまったことをAくんに謝罪したところ、Aくんは快く許してくれましたが、Aくんの遅刻や忘れ物はなくなりません。自分との待ち合わせに遅れるのはともかく、クライアントとの約束をすっぽかして謝らないなど仕事に支障をきたすようにもなりました。

また、残業をしていないのに残業代をつけており、なぜ残業代をつけたのか尋ねると「クレーム処理の電話を受けて精神的に苦痛を受けたから残業をしたようなもの」という意味不明の論理をさも当然といったふうに主張されてしまいました。

困ったあなたは課長と相談し、重要な仕事からAくんをさりげなく外すことに決めました。しかしその翌日、Aくんは診断書を持って会社にやってきて、3ヶ月の休職の希望を出しました。診断書には、適応障害という病名で「会社に行こうとすると、動悸、呼吸苦が出現し、食欲不振、不眠、意欲低下、集中困難などもあり、抑うつ状態である。3ヶ月間の休養加療を要する」と書かれていました。

Aくんの休職に、どこかほっとしたところもありましたが、その日の晩に他社の商品の研究でTikTokをみていたところ、どういうアルゴリズムなのかおすすめ欄にAくんの今日の投稿が流れてきました。Aくんは軽妙な音楽に合わせて腰を振りながら空間の左右を順番に指差し「先輩にされたパワハラ5選」というタイトルで、あなたのことを批判していました。

怒り心頭のあなたは、ブチギレメールを送りたい気持ちになりましたが、そのようなことをしたら、またパワハラになるし、TikTokのネタにされてしまう可能性があると思い、必死で堪えました。課長に相談するも、まあ彼は病気だから大目にみざるを得ないよな、というぼやっとした態度で、どうにも溜飲が下がりません。さて、あなたはAくんのことを一体どう考えたらいいのでしょうか？

・・・・・

と、連想のままに設定を作ってしまいました。ストーリーとしては特にひねりがあるわけでもなく、ときどき聞く話、という感じですよね。以前から「病気」なのか「甘え」なのか、みたいな話はあるわけですが、現代社会においては、診断書の出ている人については、間違っても「甘え」などとは言ってはいけないという共通見解があります。

一方で、このストーリーのように、診断書が出ているから「病気」と扱わざるを得ないけど、心のうちでは「甘え」と思っている、みたいな周りの人はたくさんいるわけで、実際の当事者からすればこれはしんどい話ですが、そういう本音と建前の二重構造が現実に存在している、ということは事実でしょう。

この二重構造をもう少し詳しくみていくと、あなたは、「病気」と扱わざるを得ないけど「病気じゃない」と思っているわけです。半々みたいな雰囲気ですが、**実際のところは100％「病気じゃない」と思っています**。ここをまず自覚することが大事です。

なので「病気であって病気じゃない」とまずは考えてみましょう。診断書が出ているから「病気」と扱わなければいけないんだ……ではなく、Aくんの病気の部分というのを見つめ直してみるのです。

そうすると、いろいろ思いつきますね。知的機能が高いのに対し、異様に遅刻や忘れものが多い。さらに、人の話を全然聞いていない、勝手に行動する、何もかも人のせいにする、などというのは、普通ではありません。一部はきっとADHDの症状なのでしょうが、何もかも人のせいにする、などは、精神性が未熟なためかもしれません。

しかし、Aくんの場合は、未熟な精神性に直面するような場面になると、人のせいにするどころか、TikTokに会社のことを投稿してしまうなどの、まあ言ってしまえばやばい行動で自分の心を守る癖があるわけです。設定を追加すれば、実はAくんは、あなたが不用意に「ええ加減にせえや舐めとんのかカス！」と叫んだところを録音しており、いつでも世に流せるということを仄めかしてきました。大企業ですので、週刊誌にパワハラの話が載ったりすると、自分だけの問題ではなくなってしまいます。

というように、Ａくんはただ未熟なだけではなく、明らかに攻撃的です。ＡＤＨＤの不注意症状については配慮できるあなたも、これについては「病気じゃない」と思いたいところでしょう。しかし、これを「病気であって病気じゃない」と考えてみましょう。そもそも、自分の未熟さを棚上げして人を攻撃するという人間性・性格の病気だと思ってみるのです。

何もかも免責し配慮しないといけない病気というのではあなたは納得がいかないわけなので、「人格の障害」「人間性の障害」「成熟の障害」だと考えてみるのです。そう考えると、対処も少し楽になるはずです。

「病気であって病気じゃない」と考えたあなたは、彼の見ていなかった側面も見られるようになり、対応が変わりました。まず、何をされてもムカつくことがなくなったため、彼にいら立ちを微かでもぶつけることがなくなり、ニコニコ笑って対応ができるようになりました。触れてはいけないやばいやつと認識し、なるべく関わるのをやめたり、こちらもボイスレコーダーをポケットに忍ばせたり、成長を促すことは一切やめて、変なことをされて会社や自分に不利益がでないように立ち居振る舞うことに注力するようになったからです。

とはいえ、ときどき、どんな新入社員も指導できる自分ではなくなったことに傷ついたり、障害のある人を厄介扱いしている自分が嫌になったりするでしょう。その都度あなたは「病気であって病気じゃない」この人のことをもう一度整理してみるといいと思います。

さて、このように書くと、患者さんに対してひどい‼　と思う人がいるかもしれませんが、これはある意味患者さんが「あなた」である場合の話を書いています。私が「あなた」に精神医学的にアドバイスをしており、Aくんは脇役です。

それでも納得がいかないのであれば、今度は少し視点をかえてみましょうか。

Aくんが、「あなた」の勤める病院にやってきた、と考えてみましょう。あなたは今度は精神科医になりました。

Aくんの訴えはこうです。「会社に行こうとすると息が苦しくなって、特に月曜の朝は……めまいがして動けなくなって、なんとか行こうと頑張るんですけど行けないんですね。それで駅で吐いたりしてるうちに遅刻とかしちゃうんですけど、先輩に遅刻すると怒鳴られるんです」「ええ、事情を説明しても？」「そうなんです。あの、前に行ってたクリニックでは、検査とかもして、ADHDって言われてるんですけど、同時にふたつの仕事とかやるのが苦手で、配慮してくださいってことはずっと言ってるんですけど、診断書出してからは先輩は怒鳴りはしないんですけど、めっちゃ冷たくて、結構これ見よがしなんですよね。ぼくだけ焼肉に誘わないとか……。なんかそれでだんだんやる気もなくなっちゃって、食事も友達と一緒にいるとなんとか食べられるんですけどひとりだと食べられなくて、朝も早く起きちゃうんです。発達障害もあって、ぼくに生きてる意味とかあるのかなとか思って、気づいたらロープ買ってて、それでやばいなと思って今日は受診しました」

この話を聞いて、精神科医であるあなたはまず休職を勧めるかもしれません。ADHDと診断されているらしいのですが、詳細がわからないので、それは前医に問い合わせて紹介状を送ってもらいます。ひとまず今は抑うつ状態と考えてよさそうなので、診断書は抑うつ状態とか、適応障害と書きました。

本人は休むと復帰したときに何を言われるか怖いから2週間くらいの休みにしたいと言うのですが、それだとゆっくり休めないかもしれないから、思い切って長期間休むつもりでいて、よくなったら診断書を出して早めに戻ったらいいのではないか、とあなたが助言すると、そうします、というので「会社に行こうとすると、動悸、呼吸苦が出現し、食欲不振、不眠、意欲低下、集中困難などもあり、抑うつ状態である。3ヶ月間の休養加療を要する」という診断書を発行することにしました。

と、全然違う見え方になるわけです。精神科医として気をつけなければいけないのは、常にこのような一側面しか見えていないことを理解し、反対側からの視野を空想したり鳥瞰したりすることです。こういうときにも「病気であって病気じゃない」という視点を使ってみます。いまあなたは「病気」と思っているわけですが、「病気じゃない」側面はあるでしょうか。

この情報だけだと分かりませんね。しかし、必ず「病気じゃない」側面があると思って話をしていると、たとえば毎日TikTokを投稿し、収益化を狙っていることが分かったりします。そして腰を振りながら左右を指差し先輩の悪口を言ったり、〝22歳社不営業マンの一日〟などを投稿したりしているのを知って、ああこれはイメージと違ったな、と思ったりするわけです。さきほどの視点では「病気」だった部分が「病気じゃない」になる不思議がそこにはあります。

あるいは、さらに別の見方もできます。適応障害というのは、すなわち理由があって具合が悪くなっている、ということなので、精神科医的な見方からすれば「病気じゃない」わけです。しかし、「病気」つまり、うつ病や双極症かもしれないという視点を持って診療をしていくことはとても重要です。なぜならば、薬物療法をするかどうかの舵取りに影響するからです。

「病気であって病気じゃない」の軸がころころと変わるので、エッ、エッ？　とちいかわのように戸惑っているうちにここまできてしまったかもしれませんが、あらゆる角度から、この状況をいま「病気」と認識しているのか「病気じゃない」と認識しているのかを検証し、その逆を考えるということが、診療の安全と質を担保すると思っています。では次の例にいってみましょう。

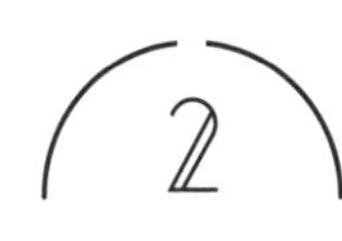

HSPを自称する地雷系女子は、病気であって病気じゃない

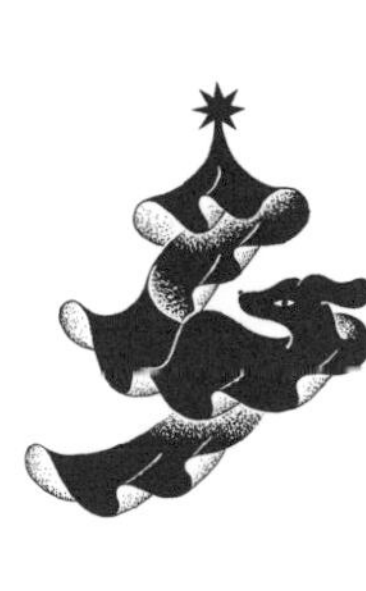

実践編のひとり目はいきなり一般の人がどう一般の人に接するかというところから始めてしまって若干トリッキーだったかもしれません。なので、ここではもう少しオーソドックスというか、なにがオーソドックスなのかその基準がもはや謎になりつつありますが、精神科クリニックを受診した患者さんを、精神科医であるあなたが診る、という設定で考えてみましょう。

・・・・

初診の受付があり、回ってきた問診票をみると「HSPでつらい」とだけ書いてあります。22歳女性。ＨＳＰというのは、highly sensitive personの略で、ある心理学者が提唱した概念なのですが、本が無茶苦茶に売れたために、業界で検証される前にバズり、今も精神医学の概念としては存在は認められていないわけですが、市井で流行しているために「ＨＳＰ」を名乗る患者さんが後を絶ちません。

しかし、これほど多くの人が名前を知っているというのはすごいバズり方だと思います。インスタやＴｉｋＴｏｋなどを見ていても平気で出てきますし、もはや「そんな概念はないんです」などと言ってスルーし難いのではないでしょうか。『「繊細」さんの本』（武田友紀、飛鳥新社、２０１８）は50万部以上売れているそうで、えげつないですよね。たとえば本書がバズりにバズったとしても1万部くらいしか売れないでしょう。むしろ1万部も売れたら万歳三唱をしながら外苑東通りを踊り歩き、晩ご飯は外食にしてもいいくらいです。それくらいの偉業です。その50倍ですから、国がひとつ滅びるくらいのことはあっても不思議ではありません。

話がすごく逸れてしまいましたが、とにかく問診票には「ＨＳＰでつらい」と書いてある。問診票をどれくらい見るかというのも人それぞれでしょうが、大抵の場合、時間が差し迫っているので私はあまり長く時間をかけません。なにかしっかり読まなければならないまずい雰囲気であればその気配は察知できますし、とりあえず呼び入れてから一緒に見始めるようにしています。ということで呼び入れてみます。

入ってきた人は、昔であればゴスロリ、現在でいえば地雷系と呼ばれるような、白と黒を基調にしたフリルのたくさんついた服にピカピカの革靴を着用に及び、目の周りを赤く塗ったような化粧をしています。その格好自体は歌舞伎町などでしばしば目にしますが、この人はどこか似合っておらず、ちょっと異様な感じがします。

「なかなかしんどいみたいですね」と呟いてみると、きょとんとした表情でしーんとしている。「ええと、HSPがつらいわけですか」と尋ねると「そうなんです」と答えてまた黙っているので、「どうして今日いらしたか教えてもらえますか」と具体的に尋ねると、ようやく語り始めます。

といって話を聞き始めるも、なんだかいくら真面目に聞いてもよくわからない。シュンくんという彼氏なのか好きなホストなのかよく分からない人と店長という人物が登場すること、本人は昼はスーパーで品出しのバイトをし、夜はデリヘルで働いていること、辛すぎて昨日リストカットをしたこと、友達にもらったデパス®が効いたこと、HSPだとオオゼキさんに言われたこと、1歳の子どもがいるが一緒には暮らしていないこと、などかなり断片的な情報を冗長に語ります。しかもいつまでも話し続けている。うんうんと口を挟まずに聞いていていたら20分経ってしまいました。

あなたにはとりあえずこの患者さんがおそらく「病気ではない」ことは分かりました。ここでいう「病気」とは「統合失調症」や「双極症」など生物学的基盤が想定され薬物療法が奏効しうる精神疾患です。なぜ今日ここにきたのか、何をしてほしくてきたのか、など聞きたいことは様々にありますが、せいぜいあと10分くらいしかこの人に割く時間はありません。なので、ひとまず次回また話は聞くとして、今日のゴールに向かいはじめます。

「いろいろ辛かったんだね、よく分かりました。そしたら今日はどうしようか、夜になって辛くなる気持ちに対して頓服薬でも持って帰って、また来週でもくる？」

自然にタメ語になっているのはあるあるで、この考察はエッセイに書いたことがありますが（タメ口考、『偽者論』、金原出版、2022）、まあよいとして、とりあえずこの場を終わらせるために話をまとめに入ります。

「わたしって、HSPって診断ですか」

「そうね、どういったところがHSPに合致してそうですか？　ネットとかは見たよね」

「うーん、よくわかんない〈突然の満面の笑み〉」

どうやら辛い気持ちをなんとかしてほしい、というよりも、まず診断がHSPかどうかということが気になっているようです。しかし、どこがどう当てはまっているのかは自分でもわかっておらず、オオゼキさん（誰）に言われたからそう思ったということらしい。

「そうね、HSPというのは正式な病名じゃないから、ここでHSPと診断はできないんだけど、あなたが当てはまっていると思うならそうなのかもね」

「え、じゃあHSPじゃないんですか」

「いや、HSPだよ」

「じゃあ診断してください」

「診断、っていうのはできなくて、それはなぜかっていうと、HSPって病名はないからなんだよね」

「じゃあエリの病名はわかんないってことですか」

「ううん、そういうことじゃないんだけどね」

「じゃあエリはなんなんですか。TikTokではADHDとか笑顔うつ病とかいろいろ出てきて、そういうのですか」

「うーん、ADHDの要素はひょっとしたらあるかもしれないね、だけど、どちらかといえば、そういう要素が他にもあって、うまくトラブルに対処できなくて、今みたいに辛くなっているということなのかもしれない」

「うーん」

明らかに分かっていなさそうというか、釈然としない表情ですが、時間もないのであなたはデパス®を1シート出してまた再来週も来るように伝えます。

「わかりました、ありがとうございました」

しかしエリこと彼女は二度と受診することはなく、あなたも日々の診療が忙しく、そのうちそんな人が受診したことすら忘れてしまいましたとさ。

・・・・・

精神科医としては非常にリアリティのある記述にできたかなと思うのですが、別に誰かをモデルにしているわけではありません。他の人についても同様です。性別、年齢を設定し、主訴を決めて、頭から書いていくと、自然にこういう人かな、こういう人ならこう言うだろうな、そして診療はこう流れていくだろうな、ということが構築されていきます。小説を書くときととても似ているなと思ったのがここでの私の気づきですが、それはそれとして、こういう人にはときどきお目にかかりますよね。

さて、来なくなってしまって反省したくなりますが、すぐに反省しないことです。再診に来なかったのは、対応が〝悪かった〟からだ。みたいに、カンファでは何かと良い悪いの議論になりがちです。しかしそれは「何が起きていたのか」から目を背ける行為でしかありません。何が起きているのかを善悪の判断抜きに振り返って考えていきましょう。

この人はいろいろとわけが分からないままに必死に生きている人という感じですよね。自らの状況を俯瞰してみる力は少なくとも今はない。突然「辛い」がやってきて、何がどうなってどうだから辛いのだな、みたいな思考に至ることはなさそうです。ただ、本人なりに「辛い」に対処しようとして、オオゼキさんに相談したり、デパス®をもらってみたり、リストカットをしたり、受診をしてみたりしているわけです。受診は、オオゼキさんやデパス®やリストカットと並列に位置付けられており、だからこそあまり役立たないと判断すれば簡単に来なくなるのでしょう。

ここであなたに求めていたのはおそらく「〝辛い〟を診断してもらうこと」です。突然自分を襲った「辛い」の正体を探りたくて、TikTokでメンクリの先生の投稿をみたりして受診をしている。どんな「病気」が自分を辛くさせているか、それを通してそういう自分を知りたいわけです。ある意味で、病気というアイデンティティを探している。

第1部で、病名をつけるべきではないという話をしましたが、こういう人をみると、本当にそうなのかなという気もしてきますね。「病気であって病気じゃない」わけですから、この人の「病気」の側面も診てあげて、病名をつけることで「辛い」の水位が下がり、自らの状況を少し俯瞰する芽を見つけることができるかもしれません。

文章上の患者さんなので勝手な憶測は慎みたいところですが、私の記述からすればたぶんこの人にはASDがありますよね。それから知的機能もあまり高くなさそうです。オオゼキさんやシュンくんが誰なのかは不明ですが、何かピンとくる部分があれば人に頼ることはできそうで、もし「診療」という範疇でなにかをもたらすのであれば、ピンとくるなにかを初診で提供し手を組む必要があったかもしれません。

だからHSPという精神医学的には存在を認められていない〝病名〟をつけることに抵抗があれば、〝発達障害〟くらいのことは言ってあげてもよかったかもしれません。学術的に正しいか、大声で学会発表できるか、といえば怪しい話ですが、外的な正しさにこだわってその人の現実を軽視してしまったら本末転倒です。

繰り返しますが精神科医の「病気」イメージと、患者の「病気」イメージは異なり、精神科医の「病気」イメージを押し付けることは必ずしも臨床上有用とはいえません。そういう〝規範〟があり、規範には歴史と、一定程度以上の妥当性があることは理解しますが、市井で日々行われている診療は、個別の人間に対して行われる、二度とない瞬間を積み重ねたものであることを忘れてはいけないと思います。

当然HSPと診断することは普通はありませんし、発達障害の診断を安易につけるべきものではありません。しかし、規範的に接しドロップアウトした患者さんは、当たり前ですが多くの場合、誰か別の医師の厄介になっていることも忘れるべきではないでしょう。

・・・・・

さて仮にエリさんに「ＡＤＨＤ」などと病名を与えたとして、そのことがきっかけで通院を継続することに仮になったとします。

「病気であって病気じゃない」をここにもう一度持ち込んでみます。ＡＤＨＤという「病気」があると考えれば、（実際に投与するかどうかはともかくとして）薬などをひと通り試してみるという選択肢はありえます。一方で「病気じゃない」という視点、つまり、この人の自分で自分の状況を把握して、どうすべきか考えていく能力みたいなものを伸ばす、という観点から関わっていくこともまた、遠い道のりですが診療上は必要なことでしょう。

なかなか通院を継続することが難しい人かもしれませんが、日々、というか毎秒起こる不適応に対して本人なりにやっていることを一つひとつ一緒に振り返っていくようなところにその芽を見つけてもいいし、通院が続くようになれば、内服や通院について非言語的に示す拒否反応をキャッチするところから始めてもいいでしょう。

ここからはかなり個別性が高くなるので完全に空想の世界になってしまいますが、たとえば、次の診察予約には来ないけど、1ヶ月後くらいにまた来て、また別の悩みを長々と話しているエリさんを私は想像します。

あなたが本人の望んでいそうな助言をすると、また2、3回は予約に来るのですが、さらにその次の診察日には来ず、また2、3ヶ月後にふらっと来て、悩みを長々と話し、何回かは来るけどまた来なくなり、というのを繰り返しているうちに、4年くらいが経っています。そして、何回目かの再初診で、いつものように話を聞いているうちに、今までまったく話されてこなかった本人の中核的な問題が明かされ、気付いたら2週に1回の診察が続いている、みたいな展開がありそうです。

意外にも長い年月を診ることになったなかで、あなたは彼女の、街や駅で周りの人に見られている気がするという別の「病気」っぽい部分も見えるようになり、その点については投薬で随分改善されましたし、バイトを辞めて就労支援施設に通いそこでの人間関係を発展させるなど「病気じゃない」部分にも変化の兆しが現れてきました。

「病気であって病気じゃない」といったときの「病気」が、今回も都度変化するというのがポイントです。ここに「病気であって病気じゃない」を持ち込むなら、と考え始めることで、その「病気」の意味は規定され、同時に「病気じゃない」状態を考えられるようになるわけです。

なんとなく連想したのはクドカンのドラマで、あれは『タイガー&ドラゴン』(TBSテレビ、2005)だったような気がしますが、落語と現実が交錯するわけです。それで、現実にも落語のなかにも長瀬くんと岡田くんと伊東美咲さんがいて、あるときは役割がパラレルになっているのですが、次の瞬間に落語の世界では伊東美咲さんの夫役が長瀬くんだったのが岡田くんになっている、など目まぐるしく役割と俳優が交代するのですが、祖母は観ながら混乱していました。

それとまったく同じように、さっきまでは「病気」だったものが、次の瞬間には「病気じゃない」側になっている。みたいなところが面白いところかなと思います。まだ分からない人もいるかもしれませんが、たくさん例をみればきっと分かると思うので、次をみてみましょう。

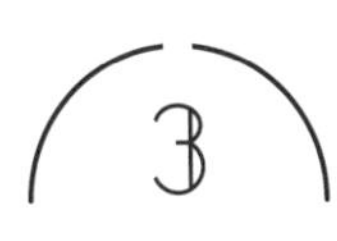

誹謗中傷キッズは、病気であって病気じゃない

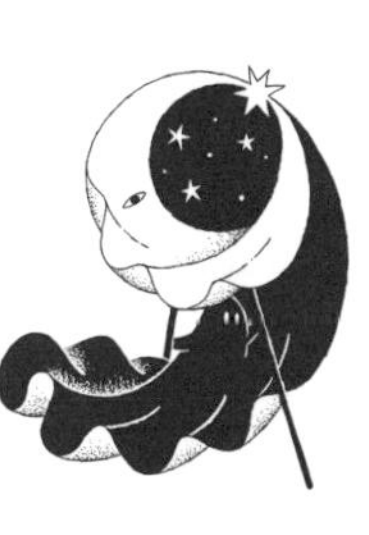

本書、もしくは尾久のことがものすごく嫌いな人の立場に立ってみて、誹謗中傷とか、それに近いアンチコメントみたいなのを考えてみたんですよね。とは言ってもそこまで多くの人に広まる本を書いたことはないので、たいてい私のアンチというのは同業者、しかも精神科医なんです。もっと一般のアンチが増えるくらい売れたらいいと思うのですが、残念ながらまだそこまでいっていない。

執拗にその人が嫌いで粘着してくるアンチというのはやや病的な側面が大きいと思うのですが、おそらく私程度につくアンチは自分のエリアというものを侵された感覚に至ったときに、自らの正当性を示すために咄嗟にアンチコメントをせざるを得ない、という機序で、冷静を装いつつもやや衝動的にコメントしていると予想しています。なので、ゆうて本物のアンチというわけではない。などというと本物のアンチとは、という話なのですが、まあいいでしょう。

本編でひとつ、実践編でひとつぱっと思いつくのですが、前説が長すぎてもあれですから、実践編の話のみします。私がアンチコメントをするならやっぱり、受診閾値を越えていない人の精神についてあれこれ語るのはどうなのか、ということを誇張してツッコむかなと思います。つまり、倫理的な問題ですね。よく、犯罪者や不倫をした芸能人の心理などを精神科医がSNSで書いたりテレビでコメントしたりして炎上していますが、あれに近い話です。

要は、実際に診療していない患者さんでもない人をそもそも正しく評価できるのか？　勝手に評価しておいて実際に診てみたら全然違う可能性もあるんじゃないのか？　そうして一度専門家の名の下にいい加減に評価してそれが世間に流布してしまうことにどうやって責任をとるのか？　という問題なのだと理解しています。

本書では、架空の人間を扱っているので、直接扱った人を傷つけるということはなさそうです。しかし、そもそも精神科医というのは受診した人を診療しているわけで、いくら精神の専門家みたいにいったって、普段みている母集団に明らかな偏りがあり、受診していない人は真っ当に評価できないのではないか、という意見にはうなずかされます。

ただ、精神科医はときに、身近な困った人への接し方を患者さんに助言したりすることがあって、「1　ADHDの新卒男性は、病気であって病気じゃない」などはまさにそうです。そういう意味では、患者さんというフィルターを通して患者さんに関係する別の人について想像したり、助言することについてもある程度は専門性があると考えてよさそうです。

たとえば母親のことを悪魔のように語る人は多いわけですが、実際に会ってみたらまあどっちもどっちだなと思ったり、残業が毎日深夜2時まであり昭和の異常パワハラ会社より100倍ひどいみたいに言う人がいて、実際に会社の人と話してみたら実は本人以外は残業を一切しておらず、やらなくていいと何度も伝えている無関係な仕事を勝手にひとりで夜中までやっていると分かったりといったことがしばしばあります。

あるタイプの患者さんが、ある人について語ったときの文脈や語りの調子から実際はどうなのかということが、その後のネタバラシの体験も踏まえて幅を持って想像できるというのは精神科医の専門性でしょう。

そういった点も踏まえると、患者さん、もしくは患者さんの語る関係者というフィルタを一度入れることで、私の語る架空の人物というのは、よりリアリティがあり、私が専門性を持って記述できる人になるのかなと思います。

・・・・・

と、アンチのツッコミにも対応したところで、今回はどんな人について考えましょうか。せっかくなので、アンチをする人について考えてみるのは面白いかもしれません。

この原稿を書いているのは2023年の12月上旬で、サバイバルオーディション番組（略してサバ番）の『PRODUCE 101 JAPAN THE GIRLS』（日プ女子）が佳境です。知らない人にごく簡単に説明すると、101人の練習生が視聴者の投票によって50人↓35人↓20人と脱落していき、最後デビューする11人を選ぶという番組です。

優劣がつきますし、特に11人以内に入ればデビューが決まり、それ以下は一般人に戻るわけですから、最終回が近くになるにつれ、ファン同士の争いが熾烈というか、みていられないほど荒れるわけです。

ＳＮＳでは「伏字」といって検索よけのために絵文字で名前を表現し（尾久だったら〈尻尾の絵文字＋牛の絵文字〉みたいに）、練習生の誹謗中傷を行う公開アカウントが到底追いきれないほど大量発生します。鍵付き（非公開）ではなく公開アカウントというのがポイントです。これだけリアリティショーにおける誹謗中傷のことが社会的な問題になり、自殺者が出て、訴えられる時代になっているのに驚くべきことですが、逆に今の社会状況においても公開でアカウントを作り実際に誹謗中傷してしまう、という時点で、まあ普通ではない。

この伏字界隈の多くは中高生で、「誹謗中傷キッズ」などと呼ばれています。現代性を鋭く切り取った漫画として有名な『明日、私は誰かのカノジョ』（をのひなお、サイコミ、２０１９）にも歌い手の誹謗中傷をしてしまう女子中学生が出てきますよね。

ということで、今回のあなたは中学3年生の娘を持つ母親です。都内大手商社で役員をしている夫は日々忙しくほとんど家で顔を合わせることはありません。しかし、これまで特段の不和もなくやってきました。

　長男は高校3年生で、大学受験の真っ最中です。第一志望は東大ですが、夫と同じ早稲田大学に入れれば十分と夫婦で思っており、それはどうやら叶いそうな学力です。穏やかで真面目な性格で、これまでほとんど手のかからない子でした。

　一方中学3年生になる妹は、少し甘えん坊なところやわがままなところもあり、少し手を焼いた覚えがありますが、そうは言ってもこれまで誰かとトラブルになるような問題は起こしたことがありません。一度だけ、熱中している男性アイドルグループのCDを、家族のクレジットカードで相談なく50枚発注したことがありました。ユニバーサルミュージックからなぜか10万円引き落とされていることに気がついて、詐欺よりもまず先にあなたは娘がCDを大量に買ったのではないかと疑い、問い詰めたところ白状したので厳しく叱責したのでした。そのときは勝手に注文したことを泣いて謝り、高校生になったらバイト代から少しずつ返すことを約束し話は丸くおさまっています。

　さて、そんなある日、夫に届いた郵便物に、契約しているプロバイダからのものがあり、なんの気なしに開封すると「発信者情報開示に係る意見照会書」とあり、とあるアカウントがSNSで特定の人物について口に出せないほど下品な人格攻撃をしている投稿がA4の紙3枚に渡って同封されていました。あなたは、悪戯や詐欺を考える前に、今回も娘のことが頭をよぎりました。

「知らないよそんなの」

夕飯のときに紙を見せて問い詰めたものの、娘は知らない、と答え、なんでもなさそうな表情をしています。しかし、あなたにはまったく信じられませんでした。なぜならば、その誹謗中傷の相手というのは、数ヶ月前までやっていたオーディション番組の出演者で、美人でどこも悪いところがなさそうな人なのに、娘がやたらと嫌っていた、ということをよく覚えていたからでした。

あなたは深夜帰ってきた夫に相談しますが「まあ本人が違うっていうなら違うんじゃないか」などとほとんど気にしないような態度をとります。本当に差し迫るまで危機感を抱かないのは娘も夫もよく似ていました。ひとまずアクションを起こさずに様子をみることにしましたが、気が気ではありません。

1ヶ月ほど立って、弁護士事務所から夫宛に通知書が届きます。期日までに100万円を振り込まなければ法的措置を取ると書いてあって、いよいよ夕飯の席で夫もいる前であなたは届いた通知書を娘に見せます。

「もうお金を払わないとどうしようもないところまで来ているのよ。あなたじゃないならお兄ちゃんがやったっていうの？　この子はあなたが嫌ってた子でしょ！」

出したことないほど大きな声を出すと、娘がわっと泣いて、謝り始めました。しかし今回は謝るだけでは済みません。大事になってしまっています。あなたは娘のことを分かっていたようでいて、まったく分かっていなかったことに気づきました。

「お前、本当にこんなことやったならもう病気だよ。このご時世にありえないだろ！」

珍しくお兄ちゃんも取り乱しています。ぼうっとした顔で娘の顔を見つめていた夫が急にはっきりした顔になりました。

「そうだな、お前病気かもな。ママ、りさを精神科に連れて行ってあげよう」

さて、突然りさと名前がわかりましたが、りさのことをあなたはどんなふうに考えればいいでしょうか。

精神科医がなんと言うかはひとまず置いておいて、まずりさは「病気であって病気じゃない」と考えてみましょう。あまねく人は「病気であって病気じゃない」と考えてみるのです。書きながら思いましたが、こういう健常にいる人を部分的にでも病気扱いする、というのは批判の対象になるかもしれませんね。ただ「病気」じゃない人はあくまで「健常」じゃないといけないというのもひとつの規範でしょう、という気はします。

りさの「病気」の部分はどうでしょう、社会的にありえない異常な行動をとったこと、とあなたは考えました。

では「病気じゃない」部分はどうでしょう、と考えると、特にあなたはそちらのほうがしっくり来ました。もともと思い通りにならないとわがままを言ったり、周りが優しかったので問題にはなりませんでしたが、小さい頃友達の分のお菓子を勝手にとって黙っていたことをあなたは思い出しました。そういう歴史からすれば、彼女の今回の行動はありえそうです。だからこそ最初からりさを疑ったわけです。

つまりあなたは今回のことを、理解できない反社会的行動と捉えれば「病気」で、性格の延長と捉えれば「病気じゃない」と考えました。反対にお兄ちゃんや夫は何か病気が〝隠れている〟かもしれない、という言い方をしていました。お兄ちゃんや夫に「病気であって病気じゃない」と考えてもらえば、どういう回答になったでしょうか。

さて、娘を連れて精神科クリニックを受診したあなたですが、ベテラン精神科医に開口一番「ちゃんとみていないからこの子が非行に走るんだ」と怒られてしまいます。あなたはそれは私が悪いけれども……と思いつつもこの精神科医に驚いてしまいます。そして娘に対して精神科医は「家族にどれくらい迷惑がかかっているか考えたことがあるか？」と説教をしています。娘が悪いとはいえ、上から目線の物言いが不快だったので、あなたは高校の同級生で精神科医になった友人に連絡をとってみることにしました。

「あーそういうのたまにあるんだよね。男の子のゲーム依存とかが多いけど、まあ思春期って感じだよね。大変だね。今は大変だと思うけど普通の大人になると思うから大丈夫！」

何が大丈夫なのかわかりませんが、大丈夫と言われてしまいました。特徴は精神科医ふたりとも「病気じゃない」というスタンスで関わっていることですね。確かに、精神科医というのはまず彼らのいう「病気」でないか、すなわち「統合失調症」「双極症」といった精神疾患でないか、あるいは「発達障害」の気がないか、ということを検討するわけです。そして、そうではないとき、さらに思春期の場合は、なんとなくよく分からないので適当にお茶を濁す、もしくは人間力で勝負、みたいになってしまうことがとても多いです。

りさの「病気」部分を抽出するのは簡単ではありません。今は明かされていない、というか設定として考えていないのであれですが、たとえば家族の病理、家族関係の微妙な歪みがりさの行動というフィルターを通して外に出てきているのかもしれないですし、思春期にあるりさの発達過程において、通常はクリアされるべき課題がクリアされず、病的な行動として現れてきている、みたいな切り取り方もできるでしょう。あるいは述べたように発達障害の気がもともとあって、衝動の制御ができなかったりするのかもしれません。

思春期患者の多くは、精神科医のいう「病気」の人ばかりではなく、こういった問題行動や身体症状ということが非常に多いので、「病気じゃない」側面が目立ちがちです。そういうときこそ「病気」（病理がどこにあるか？　という意味で）を切り取る軸をどこにとるか、ということが診療においてはまずは大切です。

今すごく叩かれている練習生に対する誹謗中傷キッズの投稿をみていると、むちゃくちゃムカついてきます。なぜこんな不条理なことを彼女にぶつけるのだ、と一人ひとりに怒鳴って回りたい気持ちになるのですが、この気持ちこそが、そっくりそのまま誹謗中傷キッズが普段抱えているフラストレーションなのかもしれません。

練習生の子たちはもちろん、誹謗中傷キッズたちの心の平穏を祈りたい気持ちになってきましたが、またタイムラインに流れてきた誹謗中傷キッズの投稿に心が荒んだのでさっさと番組が終わってほしいものです。

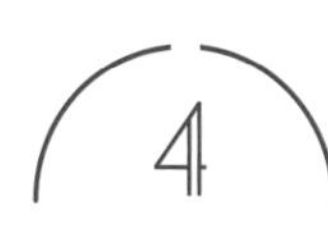

典型的な双極症I型は、病気であって病気じゃない

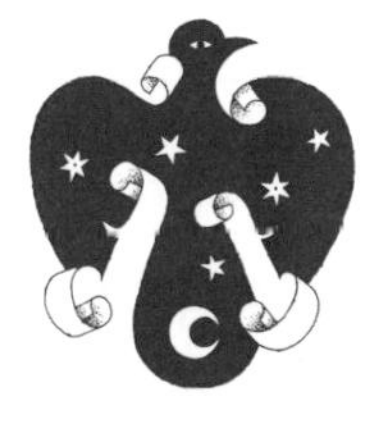

ここまで精神科医的には「病気じゃない」に寄った人を見てきましたが、ここらで逆も見てみましょうか。つまりほとんどの精神科医がみて「病気」と判断するような人です。当初の読者対象である精神科後期研修医の先生にはぜひ読んでもらいたい内容がたくさん含まれていますが、一般の読者の方にもそういう世界があるのかと興味深く読んでもらえると思います。

普通に考えれば、ほとんどの精神科医が「病気」と思う人についてはあまり葛藤が生じないはずです。つまり、「病気」なのでガイドライン通りに投薬すればいいわけで、特に精神科スーパー救急病棟における非自発入院の環境下であれば、典型的な「病気」の場合、入院から退院までの流れが決まりきっていて、ほとんど頭を働かせることなく投薬だけしておけばあとは病棟スタッフがうまくやってくれる、みたいな感じになることも多いでしょう。

精神科医のイメージする「病気」を患っている人の発言は、ときに驚くほど均一に聞こえます。われわれが普段いかにバラバラのことを話し、聞いているか、ということが逆によく理解できます。ある意味普段のわれわれの話すことというのは反応性というか、その場の雰囲気とか、そのとき頭にずっとあることとか、話す相手とか、ものすごくたくさんの要素に左右されるわけで、これが話す内容がバラバラな理由です。

一方で「病気」のときは、ある意味で思考が「病気」に乗っ取られているようなイメージに近く、たくさんの要素がキャンセルされて「病気」体験に伴う言葉のみがチャプターでも再生してるんじゃないかと思うくらいの均一さで出てきます。そういう言葉を聞くと、こちらも心をみる気持ちにあまりならず、機械的に「病気」をよくしようという気持ちが強くなるわけです。必然的に、背景に隠れて見えなくなっている心、すなわち「病気じゃない」部分を見逃しやすくなります。

多くの場合は見逃してもあまり問題ないというか、むしろあまりみないほうが治療がスムーズに進むことも多いわけですが、中にはむしろ心をみないとこれ以上先に進めない人というのも出てくるわけです。

・・・・

さて、あなたは400床の精神科病院のスーパー救急病棟（50床）に専属する精神科医です。ほぼ毎日入院があるので、次々に患者を良くし退院させていかないと病棟が回りません。しかし、だいたいの流れは決まっており、その流れに合わせていれば、自然とこなせるような仕組みが病棟の長い歴史のなかで作られてきました。それは、入院とともに薬剤を開始、しばらくして落ち着いてきたら、隔離や拘束などを終了していき、保護室から準保護室→個室→大部屋とうつりながら作業療法に参加し、病棟スタッフによる疾病教育が行われ、家族との面談を行いながら外出・外泊を繰り返し、3ヶ月以内に退院する、といったものでした。

この一連の流れから逸脱する場合、すなわち隔離を終えて作業療法に出てみたら刺激が存外に大きく、再び具合が悪くなって大暴れしてしまう、みたいなことがあった場合は、大抵振り出しに戻ってまたこの流れの最初からやり直しです。

さて、あなたが入院主治医となったのは、32歳の男性で、双極症の躁状態のために入院になりました。有名私立大学を卒業後、入職した大手商社を1年で退社、24歳で起業したものの1年で倒産し、うつ状態となってメンタルクリニックを初診、うつ病として抗うつ薬で治療が開始になったものの数回で受診を自己中断していました。

数年実家で寝てばかりで引きこもりのような生活をしていましたが、27歳時に突然結婚し、3ヶ月で離婚します。大手企業複数社に中途採用で応募しますが叶わず、再び起業し居酒屋を始め、そこの従業員と結婚し、半年後に離婚。居酒屋は成功し、チェーン展開を構想しますが突然社員に社長の座を譲って再び実家で引きこもりの生活に戻ってしまいます。入院数ヶ月前から再び活動的になり、5つの資格試験の勉強を始め、受験会場で隣になった人と口論になり警察が介入、病気なのではないかということで警察同伴で母とともにあなたの病院を受診しました。

「オッケーオッケー、じゃあぱぱっとやって終わろうか？　きったねえ建物。客商売とは思えない。お、なんだあんたは、医者か？　お客さまが来たら立ってご挨拶だろうが！　って冗談冗談。お巡りさん怖い顔しないでくださーい。俺って社長だからいつもこうやって社員を笑わせてんのよ、わかるでしょ？　犬のお巡りさん、ワンワンワン」

入室してきた本人を見て、あなたは精神科医スイッチが入り、ただちに典型的な躁状態だなと思います。多弁で容易に注意が転導し、次々にいろいろなことを思いついて話し誇大だなと、彼の言動を精神医学の用語に切り取っていきます。

これ以上話しても実りがないことはほぼ明白で、話もそこそこに、あなたは彼を母親の同意による医療保護入院[1]にしました。入院して保護室に入室したところ、すぐに外にでて他の患者さんに喧嘩を売ったり、ナンパをし始めてしまったために隔離処遇[2]にもしました。あなたは入院と同時に処方をします。このときは、クエチアピンと炭酸リチウムという

1　精神科の入院の形式のひとつ。入院が必要な状態だが、本人がそれに同意できないときに、本人の同意なしに家族の同意で入院をさせられる制度。精神保健福祉法に定められている

2　部屋の扉に鍵をかけること。精神保健福祉法に定められている

2種類の薬を開始しました。

「おい、お前、土下座したら飲んでやるよ。はいどっげーざ、どっげーざ、どっげーざ」

保護室で薬を勧める看護師にもこの調子でしたが、体格のいい男性看護師が5人ほど集まって、真顔で体調を良くするために薬を飲む必要があることを伝えると、

「待ってよ待ってよ冗談じゃん、こんなプロレスラーみたいな人何人も連れてきて薬飲ませようとするなんてはっきり言って脅しでしょ？　いや飲むよ、薬くらい飲んだって別になにってわけじゃないんだからさ」

といって本人は薬を飲みました。その甲斐もあってか、1週間経つころには、多弁で冗談を言い続けている感じはなくなり隔離を終了することができましたが、ちょっとしたことに突っかかって議論をふっかけたり、看護師を理詰めで追い詰めるような言動が増えてきました。

ある日、あなたが病棟に行くと本人が薬を拒否していることを看護師が教えてくれます。

「薬を飲んでないそうですが、どうしてなんですか？」

「ぼくは先生がぼくのことを思って薬を出してくれているのはよく理解しているつもりです。でもね、先生、正直言ってぼくは自然派なんですよ。タバコもやらない、お酒もやらない。居酒屋やってたんでその辺はすごいこだわってたんです。だからぼくも薬みたいな化学物質はできれば摂取したくないんですよね。それで、薬を飲んで今よりも脳の回転が遅くなるわけでしょ？　正直今が一番調子がいいんです。これが軽躁状態なのも看護師さんに伺って理解しています。でも、ぼくの人生は軽躁状態のときじゃないとまったく前に進まないんですよ。ただ部屋でアニメをみてスナック菓子を食べて寝たり起きたりしているだけの生活なんて思い出したくないんです。もちろん嫌なことはあったんですけど、最初の仲間と起業したときとか、居酒屋を大きくしていく計画を立ててたときとか、ぼくの人生はほとんどそういうもので彩られているんです。だから薬は勘弁してください」

躁状態の人が少しよくなってきたときにいう典型的な言葉だな、とあなたは思いました。しかし、あなたのなかには今までの経験が活きてきたのか「病気であって病気じゃない」という視点が生まれていました。つまり「病気」と考えれば躁状態の人の典型的な言葉なわけですが、「病気じゃない」と考えればどうか、ということをあなたはすでに考え始めています。

「病気じゃない」側面はあるか、それはつまり、了解可能なルートを彼の言葉のなかに探るということなわけですが、そう考えればかなり納得できるような話でした。ずっと躁とうつを繰り返していて、躁状態のときにしか楽しい思い出がないわけです。薬を飲みたくないというのは十分に理解できる。あなたはそう考えました。

「いやでも先生、ここで薬飲まなかったら今までと同じ人生じゃないですか、ちゃんと飲ませないとダメですよ」

普段は無口な担当看護師が珍しく意見をして、あなたは驚きます。確かにそうです。あなたは彼の「病気じゃない」側面をむしろ見過ぎていたのかもしれません。

「薬なんですけど、この気分安定薬っていうのは、別に脳の回転を遅くするためにあるわけではないんです。どちらかといえば、全体の波を小さくして、次にうつの波が来ても前ほどひどくなくなったり、躁の波が来ても入院するほどじゃなくなったりすることが目的なんです」

「分かります。おっしゃることはよく分かる。それでもぼくは薬じゃないやり方を一緒に考えていただきたいのです。以前論文にも目を通したことがありますけど、双極症とあなたがたが呼ぶ人が本当に同じ病気なのか、ぼくははなはだ疑問だと思いました。そうじゃないやり方を考えることを先生は放棄していませんか？」

そう言われてしまうと、確かにそういう気もしました。少なくとも薬を飲みたくないという本人の思いは理解できるし、論理的に説明してくれている人に、無理に薬を飲ませるのは、いくら医療保護入院中とはいえ許されることだろうか、という疑問もありました。薬以外のやり方を放棄しているという言葉にも、あなたはハッとしました。確かに、入院させて薬を出したらいっちょ上がり的に考えていたことを思い出します。

「では、なしでやってみましょう」

あなたには他に何か方策があるわけでもありませんでした。反対していた看護師たちも、薬を飲むよう強く言うことをやめると、不思議に彼が柔和になっていくことを感じており、あなたに薬を処方するよう迫ることはなくなりました。「病気じゃない」部分を尊重したことに、意味があったように皆が感じていました。

しかし、週明けに病棟に行くとその雰囲気は一変していました。土曜日の夕方に、思春期の患者さんからスタッフに「実は以前から○○さんに付き合おうと毎日言われていて怖い」という相談が入りました。また、それとなく4人部屋で同室の患者3名に何か困っていることはないかスタッフが尋ねると、3人とも「○○さんに夜中に起こされて体操しようと言われる」とか「高圧的に菓子をくれと言われる」などと教えてくれ、こちらが見えていた以上に具合が悪いということが分かりました。

「どうやらこういうことがあったようなんですが、夜はあまり眠れていませんか？」

あなたが尋ねると、彼は「何の話ですか？」としらばっくれます。あなたはむかっときて、

「いいですか、何があったかは全部知ってるし監視カメラにも全部写っているんです。私はあなたの具合が悪いと思っています。だから薬を飲んだほうがいいです。というか飲んでください」と思い切り言いました。

「先生、怒ってますね。飲まなければ注射ですか？　そうやって脅すのはやめてください」

「脅してなんかいません。薬を飲んでくださいと言ってるんです。理由は何度も言いました！」

「病気じゃない」という視点を重視して彼を見ていたあなたですが、彼の病的なエピソードに反応して、今度は「病気」の側面のみを見つめて、従おうとしない彼にイライラしてしまいます。しかし、医療保護入院中とはいえ、あくまで彼の意見を尊重し、強制治療をしようとはしませんでした。

翌朝あなたが病棟に行くと、彼は隔離拘束をされ、保護室に移動し、点滴をされていました。昨晩、薬の時間に大声で怒鳴り看護師を突き飛ばして怪我をさせ、その後もホールでひとりで大声で演説をするなどしていたため、当直だった院長が迷わずに判断したのでした。

あなたは、何か自分が間違ったことをしていた気になりつつも、ほっとした部分もありました。これでもう迷わなくていい。あなたは彼の言葉に一切耳を傾けなくなりました。どうしても「病気じゃない」側面が見えてしまい辛いので「病気」の側面だけを見るように努めました。1ヶ月その状態を続けたところ、彼はまったくフラットな状態になりました。見たことないほど穏やかで知的に応答する彼をみて、やっぱりあのときは具合が悪かったんだなとあなたは思います。

「あのとき拘束されて、めちゃくちゃムカついたんですけど、同時になぜか安心もしたんです。薬には抵抗はあるんですが、飲んでおいたほうがいいなと思います。今のほうが楽なので」

あなたには釈然としない思いがありました。ではあのとき「病気じゃない」と思った彼のあの主張は、病気が装飾したまったくの偽物の言葉だったのだろうかと。

しかし、「病気」の側面を見ないようにしていたことは確かでした。もっと早く彼に薬を使っていれば、彼の苦しい時間が少なかったのではないかと思うと何とも言えない気持ちになります。彼があそこで暴れたのは、いい加減「病気」の側面も見てくれという彼の無意識の要請だったのかもしれないとさえ思いました。

「あー、考えたこともないな。でも薬やらないと良くならないだろ。考えすぎじゃないのか」

ベテランの先生にはピシャッと言われてしまいます。しかし後日、ベテランの先生との関係がうまくいかなくなって転医した双極症の患者さんが3年ぶりに入院しあなたが担当したときに言われた言葉をあなたは忘れられません。

「前の先生は私のことを病気としかみていなかったけど、先生は人間としてみてくれるから、ちゃんということをきいて薬を飲もうと思ったんです」

あなたは「病気であって病気じゃない」の加減がやっぱり難しいなと感じたのでした。実際、統合失調症でもこういうパターンはときどきありますが、双極症のほうがより「病気じゃない」が目立ちやすいですよね。しかし、それは薬を投与してみるともっと「病気じゃない」段階が奥にあり、あれはなんだったんだとなることも、ときにある。

状況に応じて都度考えるしかないのですが、私は少なくともどちらかだけでいいとは今のところ思っていません。やっぱり「病気であって病気じゃない」という視点の切り替えが必要なのではないかと感じています。

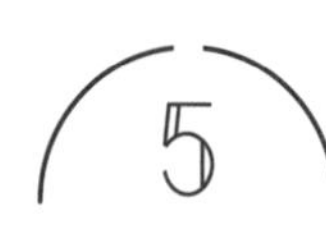

トーキョー後遺症は、病気であって病気じゃない

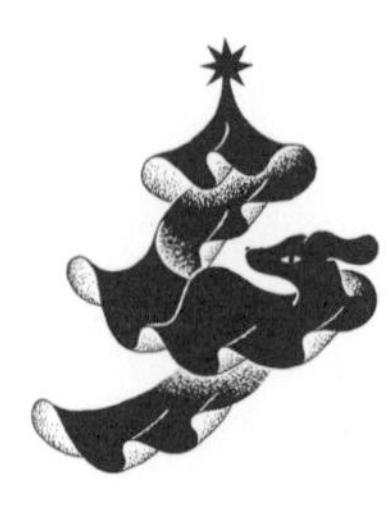

私はもう8年近く週に1回内科外来をやっています。内科と精神科の外来というとまったく別物のように思われがちなのですが、実はそこまで離れていないと思っていて、最初のころはそれでも少し意識を切り替えるようなつもりでやっていましたが、今はほとんど同じテンションで取り組んでいます。

ただまあ普通に考えれば内科と精神科は違うわけで、じゃあ何がどう違うかということを考えてみると、まずは患者さんの意識が違います。精神科に来る患者さんは、自分の問題が精神科領域にあると思っているわけです。本人がそれを理解しておらず家族が連れてくるというパターンもあるわけですが、いずれにせよ誰かが精神科領域に不調があると思っているから連れてくる。

一方で、内科というのは、もう少し受診するハードルが低いというか、不調を感じたら行くところです。なので、身体疾患の人は当然受診しますし、身体に症状があるものの病んでいるのは心だったという人も来ますし、会社でうまくいかなくて眠れませんみたいな、人によっては迷わず精神科を受診するような人も、とりあえずどこを受診していいのかわからなかったからと言って内科に来ることは非常によくあります。

だから内科に来る人のうち、精神科領域に相当する人は、まず自分の不調の問題が精神科領域にあることを認識すること自体にひとつのハードルがあります。そこに種々の技法が生じてくるわけですが、なかには内科のことも分かっていないと難しい病態の人もしばしば来院することがあり、こういった人はなかなか一筋縄ではいかない。片落ちではいけませんから両方の専門性を持って同時に介入していく必要があります。

・・・・・

さて、今回あなたは内科医です。総合病院で初診外来をやっています。一日に診る患者はだいたい再診20人、初診15人としましょうか。初診といえどもさくさく診ていかないと時間が足りなくなってしまいます。ポイントを押さえた診察や検査をして即座にジャッジし、適切な介入を行っていく技術を要します。

そして、舞台は2030年です。いきなり未来の話でSF要素が入ってくるのか？タイムリープもの？と思う人が3人くらいいるかもしれませんが、そうではありません。2030年、東京で謎の病気が流行します。あ、これは怪しい予言ではなく創作です。健康な若い人に突如40℃近い熱が出て、全身の関節痛と嘔吐・水様下痢、腹膜炎が出現し、1週間程度症状が持続するというものでした。

ほとんどは軽快するものの、しばしば基礎疾患のない若者がこの病気で亡くなりました。ウイルス感染を当初は疑いましたが、病原微生物が同定できず、かつ家族内や会社・学校内で流行するというわけでもなく、それぞれが孤発しているようにみえました。しかも、都心部のみで患者数が多く、地方や他国ではみられませんでした。

「トーキョー」と呼ばれたこの疾患は、都心部に住む若い人に恐怖を与え、さまざまな憶測を呼びました。陰謀論も盛んに飛び交い、某国によるテロルという説や、都心部の化学物質が原因という説、某都心部の大学が実験に失敗し有毒な物質を撒き散らした説、などがさまざまに語られることになりました。

原因がわからないので、トーキョーを生物学的に同定する検査というのは開発が難しく、症状と炎症反応高値などを参考に臨床診断をするしかなかったわけですが、これにより、多数のトーキョー恐怖に伴う偽トーキョー患者が外来には溢れました。

少し下痢をしただけで、トーキョーじゃないか、と若者が外来を訪れ、採血をするもCRP[1]は0、しかしそれでは納得せずに何度も何度も外来を受診し、挙げ句には心理的な問題と指摘され、精神科医に回されました。

トーキョーに慣れるにつれて偽トーキョー患者は減りましたが、実際にトーキョーに罹患した人のなかで、炎症が改善したあとも長期にわたり消化器症状が持続するトーキョー後遺症が目立つようになりました。

あなたがみたところ、トーキョー後遺症は単一の病態とは思えませんでした。実際に腸に強い炎症が起きたためか腸が癒着しやすくなり、腸閉塞を繰り返す人も後遺症と呼ばれ

1　炎症反応のこと

ていましたし、腸蠕動が悪くなったためか下腹部痛や慢性の便秘を繰り返す人も後遺症と呼ばれていましたし、トーキョーの後に過敏性腸症候群（IBS）を発症した人もいて、そういう人も後遺症と呼ばれました。

さらにトーキョーのあと全身がけいれんしたり、下肢麻痺をきたす人がしばしばいましたが、明らかな生物学的な異常は検査で検出できず、いわゆる〝解離性・転換性〟の病態と考えられていました。特に解離性・転換性の病態になった人は、仕事に忙殺されていた人、ワンオペの育児が限界だった人、不登校だった児など、本人は意識していないものの、無意識的には十分解離性・転換性の症状が出現する素地があり、トーキョー罹患をひとつの疾病利得として発症をしたと思われる人が多くいました。

さて、ある日の忙しい内科外来に、トーキョー罹患後の17歳が来院します。半年前にトーキョーに罹患し、炎症が改善した後も体調不良が持続、ときに38℃に達する高体温、全身のしびれ、下肢の脱力、そして繰り返す下痢と便秘があり、各種医療機関で検査されたものの異常が見つからず、ある研究機関でトーキョー後遺症と診断されました。しかし症状が改善せず、自宅近くの大きめの病院にということで受診をしたようです。
「街に電波塔があるじゃないですか、あそこを通ると必ず下痢をするんです。便意を催してトイレを探しているときにすれ違う人がみんなニヤニヤ笑っていて、人為的なものだと思うんですけど」

彼の訴えはかなり奇妙です。あなたは、彼は「病気じゃない」つまり、精神疾患なのではないかと疑い精神科医に尋ねてみました。

「あーそれはシゾっぽいね[2]、好発年齢だし、他の体の症状も身体化しているだけでしょ」

精神科に紹介したいと思いましたが、以前精神科に紹介されていきなり強い薬を出されふらふらになった体験がトラウマと話し、二度と精神科には行きたくないと彼は述べます。

「家の前が新宗教団体の施設なんですね、部屋にいると何度もがくっがくっと膝が脱力させられて、なにか操作されていると思うんですよ。トーキョーという病気がそもそも〝人工疾患〟じゃないですか。だからなんでぼくがターゲットにされたのかなって」

彼の妄想は止まらず、あなたは彼に説明します。

2　統合失調症。schizophrenia のこと

「あなたの具合の悪さはトーキョーに由来するものなのでしょう。操作されて膝ががくがくするのは、きっと神経を不調にさせられているからなのだと思います。だから、神経に働く薬を使いましょう。操作されているのはこちらでどうしようもないわけだから、せめて自衛しないと」

あなたはこの説明を精神科医の友人に習いました。統合失調症の治療と伝えると抵抗を生むので、同じ治療目標を設定して、症状に対処するという形で抗精神病薬を使用するのであれば、それは嘘をついているわけでも、騙して薬を飲ませているわけでもないだろうという論理でした。精神科医の友人は、症状が良くなったあとに、膝の神経の異常の背景には統合失調症があったかもしれない、と説明し、継続しての内服を勧めるそうです。なんだか煙に巻くようなやり方ですが、症状の治療を求めてきて、その症状に効果のある薬を処方し改善するのであれば、確かに問題はないようにも思えます。

ルラシドンという抗精神病薬を開始した彼は、2週後にやってきて、体調が良くなったことを教えてくれました。一緒についてきた母もすごく感謝しています。焦ったように〝人工疾患〟の話をすることも、通りすがりの人にニヤニヤされる話も一切しなくなりましたが、消化器症状だけはなかなか改善しません。下痢をしていても排便すると一時的に便意が収まるといった話からも、ＩＢＳと思われました。

こういった、**治療介入によってあらかた症状は改善しているものの、まだ症状が残存しているとき**こそ「病気であって病気じゃない」と考えることが重要です。

あなたは「病気じゃない」説のままこの消化器症状もＩＢＳとしています。ＩＢＳの要素もあるのだとは思いますが、「病気」だったらどうか、と考えてみるのも重要です。実際、長く続く下痢については、ＩＢＳと判断してしまう前にまず大腸内視鏡検査を一度しておくのが明らかに安全でしょう。しかし、あなたはこのときそう思いませんでした。

数ヶ月の経過で、彼の最初の症状はあらかた改善していきましたが、ＩＢＳと思われた症状はどんどん悪化しているように思えました。あなたは精神科医の友人のアドバイスを得ながら、彼の家族の抱える問題などについて切り込んでいき、学校の先生とも面談し、彼の思春期の心を理解しようと試みましたが、下痢は悪化し、腹痛などもみられるようになり、学校にいけない日々が続きました。ある日の外来のことでした。

「あの、ネットでみたんですけど、血便が出ると危険なサインと書いてあったんですが」

「それはそうだよね」

「あの、下痢に血が混じっていて」
「え、いつから?」
「最初からです」

慌てて大腸内視鏡検査が行われ、潰瘍性大腸炎の診断がなされました。治療が開始すると、ＩＢＳのようにみえた症状も含めてすべて消失し、今度こそ完全に症状がなにもなくなりました。

この例では、あなたはそもそもトーキョーの後遺症というもの自体に懐疑的でした。一部は「病気」だけど、ほとんどは「病気じゃない」と考えていたのです。案の定、彼の〝後遺症〟症状のほとんどは統合失調症の治療で落ちつきました。つまり内科的には「病気じゃない」でやっぱり説明できてしまった。残った症状も明らかに「病気じゃない」で説明できる症状だったため、あまり迷うこともありませんでした。

本来は、来院した時点でまず「病気であって病気じゃない」という視点を得て、「病気じゃない」に寄っていた思考をフラットにしても良かったかもしれません。そうすれば、

「病気」を検討するために、最初に大腸内視鏡検査をまずしたいと思ったかもしれません。しかし、ここで「病気じゃない」方向で話がうまく進みすぎたために、最後まで「病気であって病気じゃない」と検討すること自体を思いつきませんでした。

ここから振り返ると、「病気であって病気じゃない」を持ち込むタイミングは、ひとりに対して何度もあるということです。経過を追うごとに、大げさに言えば**毎秒「病気であって病気じゃない」の往復する視点を持っていること**が重要なのです。

実際にこのようなメカニズムも不明な謎の病気が流行ることもあまりないでしょうし、その病気の名前が「トーキョー」などという、本当にそういう名がついたらとんでもない差別に繋がるような呼ばれ方はまずしないでしょうが、視聴していたスペインの銀行強盗のドラマの主人公の名前がトーキョーだったのでなんとなくつけてしまいました。

それはともかくとして、実は「病気であって病気じゃない」を地でいくような疾患というのは複数あって、それについてはまさにこれまで述べてきたように医師のなかでも、患者のなかでもイメージと思いが一致していないため、具体名を扱うのがややセンシティブかなと思いこのようなストーリーにしました。

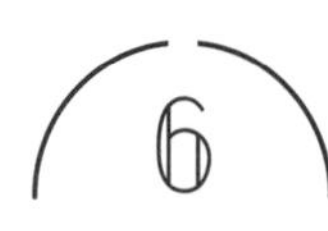

6 教え子に振り回される大学院生は、病気であって病気じゃない

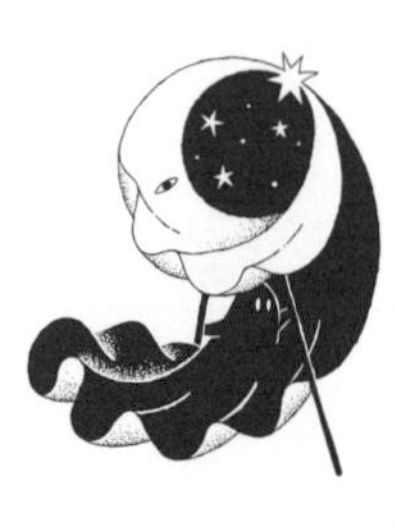

読んでいて少し疲れてきませんか？　みなさん。私は疲れました。なんで疲れるのかと考えてみると、書いている対象に同一化するからだと思うんですね。最近同一化の疲れというのをすごく感じます。

サバ番をみていてやたら疲れるのは、練習生に同一化してみているからなんだと思うのです。一緒になって過酷な状況のなかで様々なプログラムに取り組み、順位の上がり下がりに一喜一憂し、ネットの書き込みをみて盛り上がったりむかついたりがっかりしたりして、頭がおかしくなりそうです。いくつもサバ番をみて、だいたいどんなものか分かっているいい歳をした、しかも仮にも心の専門家的な雰囲気を醸している私ですらこれだけ疲れるわけですから、他の視聴者や、まして練習生はもっと疲れているでしょう。

小説を書いたりするときもやっぱり同種の疲れを感じます。当然小説で起こることはハイライトなわけで、朝起きてパンを食べて仕事して帰宅して夕飯を食べて寝た×5日みたいなものではないわけです。もちろんそういう小説を書く人もいるけれども私はそうではない。もう少しいろいろなことに遭遇する。さらに、要らぬこともたくさん思い出すし、ネガティブなことも起こる。だから同一化しているとやっぱり疲れるわけです。

患者さんの診察をするのも少し似ています。厳密な言葉の使い方からすれば同一化ではないのですが、患者さんの身になってみて考える感じというのでしょうか。患者さんの感じている八方塞がり感とか、イライラとか、そういうものが直に伝わってきてしまうし、その伝わってきたものこそが治療の新鮮な材料になるわけで、伝わらないようにしていては仕事にならないわけです。

と、同一化は疲れるという話をここまでしてきたわけですが、逆に異常な環境にいる人に同一化したい自分というのも間違いなくいて、たとえば漫画といえば途端にデスゲームやタイムリープ、パニックホラーみたいなものばかり読みたくなってしまうのですが、これも絶望的な場面にいる主人公に同一化して、安全な位置からスリルを味わいたいという欲望の現れという気がします。

さて今回はどういう設定にしましょうか。せっかくならこの同一化をテーマにしたいものですが、サバ番が続くと面白くないですから、関係ないところからまず話を立ち上げていきましょうか。

・・・・・

今回あなたはとある私立大学の博士課程の大学院生です。自分の研究をやりつつも、同じゼミの学部生の卒論の手伝いをすることも、大学院生の役割のひとつでした。あなたは教えることが苦手ではなく、修士のころから教授に言われて院生がやらされるこの卒論指導もむしろ好きなほうでした。教えることによって自分も勉強になるし、そのたびに学びがあるなと毎年思っていました。

今年、あなたが担当した学部生は、これまであまり絡みのなかった女子学生でした。彼女は周りの同級生と比べてもかなり大人しいほうで、何か用がない限りは雑談などもしないタイプです。彼女が教授と相談して決めたテーマをもとに、文献の探し方や論文の書き方などを定期的に会ってミーティングすることになりました。

最初に気づいたのは、話してみるとけっこう明るくて感じのいい子だなということでした。去年あなたが指導した学部生は男子で、別に悪いやつとは思いませんでしたが、伝えたことは曲解するし、ナチュラルに失礼な発言をするし、次までに直してきてといったところは一切直さず大丈夫だった部分が壊滅的に変化していたりと、かなり手を焼いたのでした。

それに比べると彼女は指導したところは的確に直してきますし、冗談を言ったりしたときの反応もいいし、次第にあなたはミーティングが楽しみになってきました。

「大成、最近楽しそうじゃん、誰と会いに行くのよ」

「あ、いや学部生の卒論の指導」

「なんか怪しいな〜、女子でしょ」

「いやいや、女子だけど別に怪しくはないから」

大成とはいったい誰なのか、私も一瞬疑問に思いましたが、たったいま天から降ってきたあなたの名前です。あまりに表情に出てしまっていたせいか、長年付き合っている彼女にも、「冗談っぽくではありますが態度を指摘されてしまいます。

彼女は大学時代のサークルの同期で、いまは生命保険会社に勤めており、忙しい日々を過ごしています。あなたも研究で毎日遅くまで大学に残っているので、そういえば最近あまりコミュニケーションがとれていなかったのでした。

実際に怪しいところなど何ひとつなかったものの、卒論の指導をしているときは、あなたにはそれを言語化することはできませんでしたが、ふだん感じられないようなぴったり考えが相手に伝わり、こちらにも相手の気持ちがぴったり伝わってくる感じがしていたのでした。

ミーティングでは、次第に卒論の話だけではなく、プライベートの話も盛り上がるようになってきました。お互いの恋人のことが話題にのぼると、話はさらに熱を帯びました。

「最近彼氏が浮気しているみたいで、別れようと思ってるんですけど、どう思いますか？」

相談を受けたとき、あなたは次に付き合うのは自分だろうとなぜか思いました。そしてその直後に、自分には付き合っている彼女がいるのに、なんて罪深いことを考えてしまったのだ自分はと思い、突如自分の太ももを強く殴りました。あなたは罪責感が生じたとき、無意識に太ももを殴る奇癖があったのです。それはそうとして、彼女は彼氏と別れてしまいました。様子がおかしくなったのはその頃からです。

「ちょっと自分でもどうしたらいいか分からなくなって、パニックになってます。大成さんちょっと会えませんか、いつものロイホでいいので」

ミーティング外でLINEをすることが少しずつ増えていましたが、ついに定期ミーティングではない場でも会いたいという連絡が来るようになります。われわれの感覚でいえば予約外受診ですね。

あなたはちょっとまずいかなという気持ち半分、頼られたら会いたいなという気持ち半分で、彼女の求めに応じロイヤルホストへと出かけていきます。落ち着かない素振りの彼女の話をまずはあなたは聞いて、適切な助言をします。彼女がすっかり落ち着いて、いつもの様子になるのをみて、あなたは少し満たされた気持ちになります。

心配なこともありました。ときどき、彼女が口にする「死にたい」という言葉に、真実味を感じることがあったからです。夜になるとほとんど毎日「ちょっといま会えませんか?」とか「電話できないでしょうか?」というLINEがくるようになって、少し前からうすうす気づいていた感覚を、ようやくあなたは言語化できました。

めんどい。

そう、めんどいのです。少し前までは、正直言ってあなたはMajiでKoiする5秒前でした。しかし、あなたは26歳くらいの設定なので、この広末涼子の曲をたとえとして出すのは時代考証が不適当でしたね。それになんかおじさんノリみたいできついです。すみません、年齢のわりに中身が成熟していないという悩みをまったく不必要に公開してしまいました。

それはともかく、少し前までは彼女を好きになりかけているくらいまで近づいていたあなたも、毎日来るLINEに疑問を感じはじめていたのでした。

「いまから会えませんか?」

もう0時です。しかも、今日は彼女が家に泊まりに来ており、当然いまから会うことはできません。あなたがそれを誤解のないようにしっかりと説明し送信すると、送った瞬間に既読がつき、5秒とたたずに返信がきました。

「もうわたし死のうと思います。お世話になりました。大成さんに出会えてわたしは幸せでした」

え〜〜〜〜〜どうしよ。とジェラピケのパジャマを着たあなたは、鏡に映った自分、意外と可愛いやんけ、などと思うなど、思考が現実逃避を始めていました。

「大成、顔真っ青だよ。なんかあったんでしょ、最近変だもん」

「いやあ、まあそうなんだけどね、そうといえばそう、うん、変だよね」

あなたはなんと説明すべきか分からずに「いやあ」みたいなことをもぞもぞ言い続けるほかありませんでした。しかし、浮気を疑われてはかないません。あなたは彼女にいままでの経緯について伝えます。

「なるほどね、つまり大成はメンヘラみたいな子に捕まっちゃったわけね。ウケる。そんなの行かなくたっていいじゃない。勝手に死ねばいいのよ」

彼女はサバサバしているし、言葉も辛辣です。自分以外の女性と会っていることにムカつきがあるけれども、それを社会性でカバーしたところ、これくらいの攻撃性だけ残ってしまったということなのかもしれません。これまで人生であまり困ったことがないからか、弱者に対する配慮がないなと彼女に対してときどき感じることはありましたが、今の発言で、余計に助けに行かないといけない気がしてきました。

「いやだって死なせるわけにいかないでしょ。ちょっと電話だけしてみるわ」

「別に大成がどうにかできるわけでもないのに」

電話口に出た声は震えていました。なんと大学の屋上にいるとのことです。今からちょうど飛び降りようと思っていたと。あなたは警察に電話しないと、と思いますが、ふつうに警察とか電話したことがないので、これで電話して、別に大丈夫でした〜みたいになったときに、怒られたりするのだろうか、いや、そんなに大袈裟なことなのか、と逡巡します。

結果的にあなたは家を出て、彼女を助けにいきます。脳内でスキマスイッチだか、コブクロだかバックナンバーだか分かりませんが、中年男性が複数集まって切ない曲を歌唱しています。まるでドラマのワンシーンのようですね。

案の定、というか、毎日これを繰り返したあなたは晴れて彼女にフラれてしまいます。フラれたときに、あ、やばいとあなたは思いましたが、なぜか彼女のことをケアする余裕がなく、あっさり受け入れてしまいます。彼女も引き止めてほしかったかもしれませんが、あなたはとうにおかしくなっていたのです。

「莉音、やっぱりおれ、精神科に行ったほうがいいと思うよ。こんなに毎日死にたくなるなんておかしいもん。なにか病気がないかみてもらおうよ」

「精神科に行ったって薬出されるだけで全然意味なんかない。いちばん話を聞いてくれるのは大成だからわたしは行かない」

そうかあんた莉音っていうんだね。りおんなのか、りのんなのか分からないけどまあオッケーです。そして、いつの間にかお互いに呼び捨てになっている関係にもつっこまないでおきましょう。さて、精神科もでてきたことだし、そろそろあれいきますか。みなさん準備いいですか？　せーの（突然の読者参加型）

「病気であって病気じゃない」

なんとか連れて行った精神科病院で、先生に言われた言葉であなたたちは混乱します。

「つまりね、あなたには病気の要素もあるけれども、そうじゃない部分もあるのよな。病気の部分というのはね、あなたは境界性パーソナリティ障害だと思う。これは最近の研究では立派な病気なんだよな。性格の異常じゃなくて、もう病気。でもね、ふつうに卒論書いたりできるわけでしょう。それは病気じゃないところ、あなたは人間関係になると病気になっちゃうんだね」

あー、私とはちょっと見解が違いますが、この先生の「病気であって病気じゃない」は理解できました。すなわち、彼女の病的な部分と、健康な部分の話をしたわけです。

「ちょっといいですか、先生、別にぼくは自分自身を病気だとは思わないんですが、いままでにないくらい頭がぼうっとしていて、彼女と話をしていると心も乱れるし、どうしたらいいか分からなくなっています」

「あー、すみません、あなたの相談だったら、受付でファイルを作って、それでお待ちください。順番が来たらもう一度今度はあなたのことを呼ぶから」

あなたはハッとしました。なぜか自分が患者でもないのに、いきなり自分の相談をしていて、ますます自分がおかしい気がしてきました。

あなたはネットでいろいろと調べます。そして、先生の言った境界性パーソナリティ障害というのが完全に彼女の特徴に当てはまっているように思えました。でもあなたが知りたいのは自分がなにかということです。ネットサーフィンをし続けているうちに、あなたが引っかかった言葉は「共依存」でした。

つまり、お互いに依存しあっている関係です。この共依存というのが、あなた自身の「病気」の部分というふうに思いました。彼女はあなたに依存している。それは誰が見ても明らかです。しかし、あなたは彼女にどう依存しているのでしょうか。

なんやかんやあり、深夜の流血事件、OD救急搬送事件、などをへて、クタクタになったあなたは莉音と別れます。そのときには、彼女の死ぬという言葉はもはやあなたには響かなくなっていました。あなたは、自分が彼女を助けることによって、自分の自己愛を満足させている、ということに非言語的に気がついたのでした。教えるのが得意で好きな自分という部分と、彼女がベストマッチしてしまったのでしょう。

さて、あなたの「病気」の部分は、この人を助けて自己愛を満足させるというところでした。一方で、この人を助けて自己愛を満足させるというのは「病気じゃない」部分でもあります。あなたは大学院を卒業し、やがて途上国の事業に研究面から携わり、成果を出すようになります。自分のしたことが、遠い国の誰かの役に立っていると思うと、ものすごくやる気が出たからです。

人間のある側面が「病気」である裏側で「病気じゃない」部分もある。そして、ときにカップルはこの「病気」と「病気じゃない」が表裏になっている連結点で結びついていいます。自分のなかのそういう一面を覗こうとすると、途端に自我が崩壊しそうになるのでやめたおいたほうがいいかもしれませんが、そういうこともある、ということは知っていてもよいかもしれませんね。

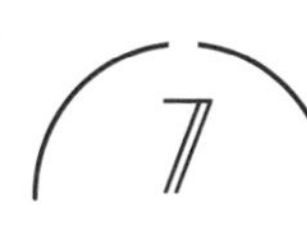

7 認知症の家族は、病気であって病気じゃない

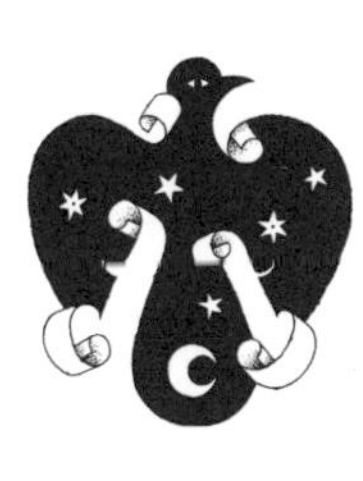

みなさんはもう「病気であって病気じゃない」について分かってきたでしょう。ここまで読み進めてくださったのであれば「『病気』の意味が都度変わる意味が分からない、そもそも『病気』が定義されてないじゃないか」などと言う人はまさかいないでしょう。もしいらした場合は幼稚園からやり直したほうがいいかもしれません（突然の罵倒）。

これってつまりさあ、としたり顔のやつがここでやってきました。心の中の敵、心のアンチ。みんな、心のアンチに負けてはいけません。このしたり顔のアンチ野郎の話をまずは聞きましょう。

「これってつまりさあ、ある視点にとらわれそうになったら、逆を考えろってことを言ってるだけでしょ。ふつうじゃね？　あえて『病気であって病気じゃない』とかいう意味は？」

確かにこの生意気クソッタレアンチ野郎の言う通りです。いくら生意気クソッタレアンチ野郎だからといって、意見が真っ当かどうかというのは見分けなければいけません。

さて、私はついつい「確かにこの生意気クソッタレアンチ野郎の言う通りです」などといま口走ってしまいました。検証する前に口走ってしまうのは私の癖です。

すなわち、攻撃を感知したら、それを柔らかくする方向に反射を起こすのが私なんですね。振り返ればいつも、目上の人に理不尽に怒鳴られたりしたときは「そうですね、はい、はい確かにそうです」などと受け入れる姿勢をまずみせ、その「怒鳴り」に対処していました。いきなり「は？　私は違うと思いますが」などとバチバチやらない。あとで家に帰ってから地獄に堕ちろとか思うのですが、その場では流す。

ああ、話が逸れてしまいましたね。確かに一瞬納得するんですよね。「ある視点にとらわれそうになったら、逆を考えろってことを言ってるだけ」ではある。しかし、それを実際に臨床医として実践するのはとても難しい話だと私は思います。だからこそ、常に「病気であって病気じゃない」と何に対しても思っておく姿勢が重要なわけで、それを述べ続けている。

さらにそれは拡張すれば、職場にいる具合の悪い人を理解するときにも、変な偏見に捉われずに考えることにつながるわけです。若干危ういながらも自己理解にも役立つかもしれない。

書いておいてしまってあれですが、具合が悪く、精神科に通院している人は積極的にやらないほうがいいかもしれないなと、今ふと思います。本書は患者さんが自己理解を深めることを目的としていません。さらには、患者さんが自己治療のために読むことも想定していません。そのへんぜひよろしくお願いします。

・・・・・

さて、今回のあなたは訪問看護ステーションの事務員です。看護師が患者さんの家に定期的に訪問する際に、記録をしたり、物品を揃えたりする係です。何でも屋という感じで、車も運転するし、ひとりでは身の回りのことがおぼつかない患者さんの場合は家の電球を替えてあげたり、家の周囲に転びやすくなっているところはないか確認したり、雑草を取ってあげたりもします。あなたは創業以来のこの道数十年のベテランですから、たいていのトラブルには対応してきたし、いろいろな看護師さんや患者さんをみてきました。

今日のラストの訪問は、ステーションから最も近い住宅に住むミツさんのお宅です。ミツさんは86歳とご高齢で、アルツハイマー型認知症と脳血管性認知症を合併していました。夫の昭二さんと二人暮らしで、昭二さんのほうが2歳年上でしたがしっかりしており、無口ですがミツさんの面倒をよくみているという印象がありました。昭二さんは背が高くスタイルが良くて彫りが深く、昔はモデルの仕事もしていたそうです。

造りのしっかりした大きな一軒家で、玄関には同じく高齢の柴犬がつながれています。彼があなたたちを認めて吠えることが、ほとんどここではインターホンの代わりになっているようです。

「はいはい」ミツさんが出てきて愛想笑いを浮かべます。あなたたちがこの家に来るのはすでに75回目くらいですが、ミツさんはあまりはっきり覚えていないようでした。

「屋敷田さん、おはようございます。江別ふれあい看護ステーションの三沢です」

驚きました。江別。それは北海道とかではないでしょうか。はい、いま調べました。やっぱり北海道でした。そのような由縁のない地の訪問看護ステーションがなぜ出てきたのか、私の脳は一体どうなってしまっているのか自分でも理解できませんが、舞台は北海道であることは分かりました。誰も想像していませんでしたね。

屋敷田という苗字もあまりに変わっていますが、これは「大きなお屋敷」というイメージを保続しているのだと思います。当直明けなので、少し前頭葉機能が弱っているようです。

「いつもありがとうございます」

昭二さんが優しい顔で出迎えてくれます。看護師の三沢さんが早速血圧計をミツさんの左腕に巻いて、バイタルを手早くとっていきます。あなたはそれを反射的にメモし、三沢さんがミツさんと話をしている間、家の庭を見てまわります。

「だから、この間も言ったじゃないですか、大切なものはここにおいてください！」

なんかトラブってる音声が聞こえてあなたは屋内に引き返します。またです。三沢さんがミツさんを叱りつけていました。ミツさんは認知症なので、できないことがたくさんあります。過去に言われた大切なものをどこに置くかなどという話を覚えているわけがなかろうとあなたは思いました。

一方で、三沢さんもまたベテランの看護師です。プロとしてその程度のことがなぜ分からないのだろうと、あなたは疑問に思いました。

「わかってるんだけどねー、どうしてもミツさんには強く言っちゃうのよね。認知症の母に言い方がよく似てて、毎日怒ってる癖なのかしらね」

帰り道の車のなかで、どこか弁解するような口調で三沢さんが呟きます。あなたはなるほど、これが「病気であって病気じゃない」だなと思います。赤の他人であれば、変な言動をしていても「病気」、つまり認知症の症状だなと考えて、プロとして必要な距離をとることができます。でも、自分の親だった場合、変な言動もどこまでも普段の親の性格の延長線上にみてしまい、「病気」と捉えるのが難しくなるわけです。

家族で介護をされていたものの、何かをきっかけに徘徊や精神症状などが一気に目立つようになり、精神科病院に本人を連れてくる認知症患者の家族はよくいるのですが、まさに「病気」と「病気じゃない」の中間で喋っているような印象を受けます。

毎晩2駅先の交番で保護され真夜中に警察から電話がかかってくる、みたいな今までになかった「病気」としか思えない了解不能な言動が増えてくると、「認知症」が悪くなっているから入院させたほうがいいのではないか、という「病気」の視点が優位になってきて、つい最近までは「病気じゃない」の文脈で捉えていた「ジージの〝いつものアレ〟」も、思い起こせばおかしな認知症な言動だった、と気づき、延々と診察室で「そう言えばあのときのあれもさ」みたいに急に家族で盛り上がり始めることがよくあります。一方でこちらの視点からするとずっと「病気」なので「ジージのアレって病気だったじゃん！」の盛り上がりからひとり取り残された感覚になるんですよね。

え、ああそうか、すみません、調子に乗ってついついオールナイトニッポンのMCを務めているかのような気になり自分語りをしてしまいました。仮にオールナイトニッポンだとしても内容がマニアックすぎますよね。

「じゃあぼく、少し記録とかしてから締めちゃいますから、上がってください」

「ありがとうございます。じゃあここで失礼しますね」

自家用車に乗り換えた三沢さんが家に帰り、あなたは諸々残った事務作業を片づけていきます。夜9時、すべての仕事を終えたあなたはいつもよりだいぶ時間がかかってしまったなと思いつつも、家で食事を作るのが面倒だったので、インドカレーでも帰りに食べようかなと、帰り道にあるインドカレー屋に車を停めます。

15年くらい前までは、札幌まで行かないと食べられないような料理だったのに、今やどこにでもインドカレー屋があります。しかし、あなたが好きなのは北インドカレーではなく、南インドカレーでした。いや、ちょっと待ってください、これは私の好みだ……だんだん私の話をしているのか、あなたの話をしているのか、よく分からなくなってきました。そう、あなたはインドカレーなどたいして好きではなかったのですが、ナンを食べれば簡単に腹が膨れるし、味も美味しいしで、今日はインドカレー屋に入ることにしたのでした。

駐車場を共有する隣の店舗が居酒屋で、三沢さんの車が停まっていました。三沢さんはこの居酒屋で飲んで、代行で帰るのだろうと思いました。勝手に居酒屋のほうにいるのではないかとあなたは想像しましたが、同時に、もしインドカレー屋のほうに三沢さんがいたら、三沢さんはインドカレーを食べて、代行を頼まずに自分で運転して帰るのだろうと思いました。

当たり前の話をしているようですが、当たり前の話をしています。やはりインドカレー屋には人が数人しかおらず、三沢さんは居酒屋にいるようです。あなたはカレー3つにナンとチキンティッカとサラダ、ラッシーもついて2250円というそれなりの量と値段のするセットを注文しました。たいしてインドカレーが好きではないにも関わらず、なぜそのような奇行を働いてしまったのかあなたには分かりませんでしたが、私には分かります。私ならその欲張りセットをたぶん頼むから、私の気持ちがあなたの気持ちと混ざり合って間違って注文してしまったのでしょう。

帰るとき、三沢さんはまだ居酒屋にいるようでした。ひょっとして声でもかけようかと思いますが、あなたはよしておくことにます。ひとりでいるとは限らないし、あなたに会いたくないかもしれないからです。

翌朝出勤して、コーヒーを飲んでいるうちに出発時間になりましたが、三沢さんはまだ来ません。今日は会田さんという別の男性看護師さんと回る予定でしたが、三沢さんと一緒に回る事務員が困っています。本人に電話を何度かかけたりしてもつながらず、もう出発しましょうとなったときに、あなたの携帯がなります。電話は警察からでした。

三沢さんが夜中にお母さんの首を締め、大事には至らなかったものの、自分でどうしていいか分からなくなって警察署に出頭にきているとのことでした。三沢さんはこれまで仕事中大きく感情がぶれることがなかったので、昨日の一件は意外だったのですが、まずは大事にならなくてよかったのではないか、ということをあなたは言いました。

とりあえずまずは回りましょう、とあなたは伝えましたが、他のふたりは、まずは三沢さんのところに行きましょうと言います。キャンセルになってしまうと、後々が面倒なので、途中で警察にも寄ればいいとあなたは思ったのですが、ふたりは心配だと話し、警察署に行くと言います。看護師がいなくては訪問看護になりませんから、あなたは仕方なくふたりと一緒に警察に向かいます。

「本当にごめんなさい、私、昨日酔っ払っていて、なにを考えているのかよくわからなくて」

泣き崩れる三沢さんを見て、あなたはまた「病気であって病気じゃない」なのかな、と思いました。三沢さんの「病気」の部分は、疎通の難しくなった母親を憎み殺そうという部分です、そして「病気じゃない」部分は、当然思いとどまれた部分です。三沢さんは自分の「病気」の部分を、飲酒することで治療しようとしていたのではないかとあなたは推察しました。

「大変でしたね。参っているのでしたら少しお母様も病院かなにかに預けて、よく休まれるといいと思います」

「本当にすみません、すみません、ちょっとだけお休みをいただけますでしょうか」

「もちろん。後で申請をしておいてください」

ようやく片がつきました。思ったよりは早く終わりましたが、1時間の遅刻です。看護師がひとりになってしまうことは見えていたので、非番の看護師の立山さんの力も借りて、残りの家を周り始めます。

「なんか、こんなすごい状況になっているのに、さすが判断早いっすね」

会田さんが言った言葉は、字義通り解釈すれば褒め言葉ですが、ちくちく言葉的なニュアンスがあることにあなたは気がつきました。

「いや、すみません。つい急がないと患者さんも待っているし、という気持ちもあって焦っちゃって」

こういうときは、対立しないほうが話がさっさと終わります。この人がちょうど求めているくらいの人間的な雰囲気を出そうとあなたは思います。あなたは油断すると非人間的なところが出てしまい、それでいくつかの失敗を数年ごとにしてきました。

人の気持ちはよくわかるのですが、気づいたら自分に都合のいいように利用してしまっているのです。あなたはそれにうすうす気づいていましたが、はっきり自覚したことはありませんでした。

「いや、ほんとすごいっす。なんかぱっとスイッチ切り替わる感じも早いし、あれですか、なんかサイコパスかなにかなんですか」

会田さんは怒っており、先ほどの対応がうまくいっていないことを示唆していました。

「うーん、困ったなあ。ぼくだって心配してるんですけどね」

「そうやってすぐ演技する。他の人は騙せてもぼくは騙せませんからね」

さっさと訪問を始めないと収益にも影響するし、1時間待たせている人はこれ以上家にいられないかもしれません。重要なのは信頼なのに、これでは信頼が守れません。会田さんは執拗にあなたを責めており、許す気がないということを悟ったあなたは、黙って会田さんを殴りました。殴られて驚いている会田さんをあなたはもう一発殴りました。

「早くしてほしいという気持ちを込めて殴りました。早くしてください」

会田さんは、放心したまま座って、信じられないものを見た、という目であなたを見ています。そのとき、ステーションに立山さんがきたという連絡が入ったので、あなたは会田さんをこの場に捨てて、立山さんと急いで各所を回ることにしました。

翌日あなたは会田さんを殴ったことで警察に行くことになるのですが、殴ったわけだからそれも当然だろうと考えていました。

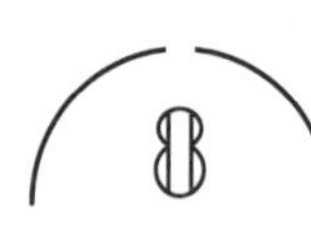

あなたが「病気であって病気じゃない」かどうかは知らない

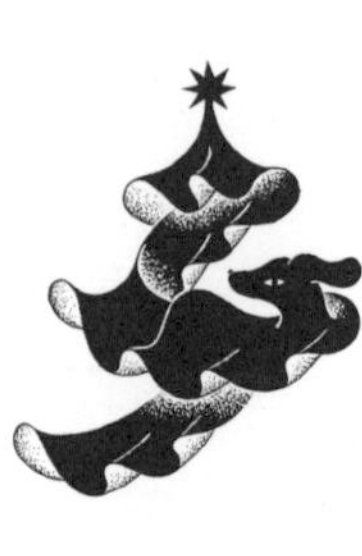

実践編もいよいよ最後になりました。不思議なもので、最後と思うと急に何も思い浮かばなくなるところがあるというか、思考が制限されてしまうところがあるというか、最後だから趣向を色々凝らして、タイムスリップ要素もあってサスペンス要素もあり、笑って泣ける感じがいいなとかそういう余計なことを考えてしまう。

学術書に笑って泣ける感じとかどう考えてもいらないのですが、だんだん境界が溶けてきて、学術書というかジャンル不明にはなってきていますよね。おそらく自由連想というか、無意識に限りなく忠実に筆を滑らせていくと、ジャンルが溶け合っていくのだろうなと思っています。水は低いほうに流れるというか、そもそも境界線が曖昧な状態のほうが、私にとっては自然なのだと思います。しかし、境界線を意識した瞬間に私の命である「曖昧さ」がなくなってしまう。ゆえに何も思い浮かばなくなるのでしょう。

実践編を読み直してみると、一般に「病気」と呼ばれているものについては「病気じゃない」視点にやや偏って紹介しているし、「病気じゃない」と思われているものについては、「病気」を強調して紹介しているし、まあ結局バランスとりましょうや、みたいなことを言っているだけなのかなとあらためて思います。

あとは「そんなあなたも実は病気だったのです！」みたいな、メリーさんの電話みたいな、きゃー、わたしも病気やったんか！　みたいな驚かせを叙述トリック的にして、面白がらせが先行しているような部分もあり、本来的な意図からは少し外れているかもしれないと思ったりもしました。

「病気」と「病気じゃない」の往復運動はしているのですが、あくまで片方を考えているときはもう片方がなくなっているというか、「病気」の視点のときは「病気じゃない」視点は背景に隠れているし、「病気じゃない」視点のときは「病気」の視点が消えている。

これは、ある人を「100％いい人」と「100％悪人」みたいに分裂させて考える心理機制とよく似ている気がします。

つまり、100%いい人に見えているときは、その人の悪い部分が見えないし、悪人にしか見えないときはいい部分が見えない。理想化とこき下ろしなどとも言って、ボーダーライン水準以下の人にしばしばみられる原始的な防衛機制ですが、どこかこれを連想します。

成熟した人は、この人は基本いい人だけどちょっとモラっぽい発言するのが嫌だなとか、この人はお金を盗んだり嘘ばかりついて信頼できないけど子どものことで相談したときだけは真剣に答えてくれるいい人の部分もあるな、とか、ひとりの人間にいい部分も悪い部分もあると同時に考えられるわけです。ところでお金を盗んだり嘘ばかりついている人に子どもの相談する場面ってどんな場面なんでしょうか。わからないなら書くな!!!!!!!!と、急にモラっぽくなるのも怖いですよね（何を書いているのか自分でもよくわからない）。

そういう意味でわれわれがある人を「病気」もしくは「病気じゃない」と思っているときというのは、おそらく100%いい人と100%悪い人みたいな原始的な見方をしている。成熟していないものの見方をしていることになります。これは、成熟した人でも、こと「病気」のことになると、分裂したものの見方しかできなくなるということを示唆しているように思うのです。

本書にこれまで出てきた「病気であって病気じゃない」のなかで、一番分裂していないとらえ方は、「病的な側面」と「健康な側面」の両方が人にはあるとした考えだと思いますが、なにが違うのかと考えると、やはり「病気」という概念を使っていないところがポイントかなという気がしています。

「病気」というのはある精神現象を切り取ってしまう、固定してしまう。「病名」をつければなおさらです。「病気」とそうではないものに世界を切り分けてしまうと、「病気」という視点でしか見られなくなってしまうことが多発する。「病気であって病気じゃない」と考えてみることでバランスをとるしかないわけですが、最初から「病的な側面」「健康な側面」と分けてみるようにするのが一番フラットなのかもしれないと感じています。

・・・・・

さて、あなたは今回大学受験向けの進学塾で、受付をしています。大学を卒業したあと、不動産会社の営業として1年ほど勤務していたのですが、かなり忙しいことに加え、社内に同い年くらいの男女が多く、雰囲気がちょっとウェイ系というか、大学生ノリなのかやたら宅飲みをしたがったり、男性社員に口説かれたりすることがしばしばあり、それが嫌で退職し、昨年から再就職したのでした。

進学塾の受付の仕事は快適でした。保護者や入塾希望者の対応や、種々の入力業務、塾内の掲示物の貼り替えなどが主な業務で、あとは高校生・浪人生たちや先生たちと雑談をしていれば1日が終わっていきました。

あるとき、ひとりの物理教師が授業に来なくなりました。適応障害と診断されたとのことで、休職することになったようです。その物理教師はあなたより少し年下でしたが、非常に物腰が柔らかく、誰かとトラブルもなかったし、塾の他の先生にパワハラを受けていたということでもなさそうだったので、一体どうしたのだろうとあなたは不思議に思いました。他の先生も何があったのかあまり知らないそうですが、確かにここ最近は沈うつな顔をしていたとか、授業に張りがなかったとか、そういった声をしばしば聞きました。

その後も、まるで怪奇事件のように、次々と教師が適応障害になり休職や退職をしていきました。ここであなたは心配します。まさか、ふつうだと思っていた自分が実はものすごいハラスメントを彼ら彼女らにしていて、結局そのせいだったというオチではないか。あなたは、叙述トリックを私に使われすぎていて、もはや疑心暗鬼です。すでに自分の「病気であって病気じゃない」部分について、頼まれてもいないのに考え始めています。

「私に何か問題があったら、ぜひ教えてほしいんですけど、私って大丈夫ですか」

この日は若手の先生たちの飲み会でしたが、あなたもその席に参加しています。飲みながら雑談をするなかで、最近次々に教師が辞めているという話が話題にあがったのでした。

「え、水岡さんが？　まさかまさか。めっちゃ癒されてますよ、みんな」

あなたの名前が水岡さんであることが突如分かりましたが、あなたはもう驚きません。思いつきと同時に世界が誕生するこのシステムにも、だいぶ慣れてきたようです。

「なんか、噂なんですけど、黒崎くんっていう子が原因らしいんですよ。いろんな方法でこっそり教師のメンタルを崩壊させる遊びを黒崎くんがしているんじゃないかって噂なんです」

英語教師として甘いマスクとわかりやすい解説で人気トップを誇る嶋田先生が過剰に神

妙な口調で言います。なんとなくあなたはこの自分に酔ったような、演技的な口調で話す男があまり好きになれませんでした。そして、これは私側の問題ですが、甘いマスク、などという古くさい言葉を使ってしまったことに驚いています。私がこの言葉を覚えたのは1990年代後半の『プロ野球選手名鑑』で、巨人の高橋由伸選手のことを「甘いマスク」と形容しているのを見てからです。また著しく話題が逸脱しましたが、もう謝りません。脱線くらい好きにさせてください!!（なぜか怒っている）

ところであなたは、黒崎くんが、いろんな人のメンタルを崩壊させようとしているという話を聞いて、そんな馬鹿なことをするだろうか、と単純に疑問に思いました。たとえば漫画であれば、催眠術を使えるサイコパス高校生、みたいな人が出てきて、次々と気に入らない先生の精神を崩壊させていく、みたいなプロットはあってもいいかもしれませんが、ここは現実であって漫画ではありません。事実は小説より奇なりというじゃないですか、というツッコミもあるかもしれませんが、いま小説の話はしていません、漫画の話です。もし事実が漫画より奇なり、だったら日本全国に巨人が現れたり鬼が現れたり、死んだと思ったら黒い球体のあるマンションの一室に集められて敵と戦わないといけなくなったとか、そういうめちゃくちゃなことになっているはずです。

あなたは好奇心2割、ヒマさ8割から、黒崎くんの動向を気にしてみるようにしました。黒崎くんは、もしこれが催眠術サイコパス高校生という日本テレビ系列のドラマだったとしたら道枝駿佑くんが演じていたでしょうが、ここは現実なので、特に目立ったところもなく、非常に地味で、おとなしそうな少年でした。

「黒崎くん、少し疲れてる？　表情暗いよ」

あなたはさりげなく黒崎くんに声をかけてみます。別に疲れたふうには見えませんでしたが、このように言葉をかけていれば、次のターゲットが自分になるかもしれないと少し期待したからでした。あなたは、もうすっかり嶋田先生の言葉を信じてしまっています。

「あ、いや、あの、ああ、はい」

黒崎くんは、急に話しかけられたからか、露骨に動揺してイエスなんだかノーなんだか分からない返事をして、一瞬返事を待ったあと、あなたが怪訝な顔をしているのをみて、決定的にコミュニケーションを間違った！　と思ったのか、自分の教室に戻ってしまいました。

「水岡さんもやっぱり黒崎くん怪しいと思う?」

嶋田先生が、俺って爽やか、みたいな、30年前の羽賀研二みたいな口調で少し離れた席から尋ねてきます。怪しいのはお前だよと思い、嶋田先生の病的な部分と健康な部分について考えようとしますが、ここでレフェリーからイエローカードが出ました。

「むかついた人がおるからって、その人を病気みたいにゆったらあかんよ。次はもうやったらあかん。ええな」

「すみません」

あなたは、謎のレフェリーからイエローカードをもらって、ようやく反省しました。ついつい「病気であって病気じゃない」という概念を覚えたばっかりに、それを当てはめる必要のないところにも当てはめようとあなたはしました。

「病気であって病気じゃない」部分を考えようとするふりをして、むかつく人に病気というレッテル貼りをすることで、自らの心の平安を取り戻そうとしたのでした。やはり、職業倫理というものを持たない者がこの概念を用いるのはリスキーかもしれませんと、私はいま少し反省しています。誰もが「病気であって病気じゃない」とみなされるということは、そういうことです。

「つまり、ものの見方が偏ったときには、逆をみてバランスのいい視点を持つことができるという点で有用な概念だけど、誰もが、と考えたり、病気の話がそもそも出ていない部分ではリスクってことですよね」

あなたが簡潔にまとめてくれましたが、このように登場人物に説明をさせてはいけないなあと私は反省しきりです。研修医と指導医の掛け合いで話が進む類のよくある医学書でも、同様に登場人物がセリフを棒読みしている場面に出くわします。それはそうとして。

「黒崎くん、実は昨日ぼくに質問してきたんだ。当然警戒したよ。でも、いっそぼくが実験台になってやろうと思ってね。もしぼくがメンタルを崩したときは、きみも十分注意してくれたまえ」

単に口調が演技がかっていて気持ち悪いと思ったあなたは、途中から話を聞いていませんでした。

さて、結果的に教師の大量辞職や適応障害は、大きな声では言えませんが（誰に）、嶋田先生がこの調子で歳上やベテランの先生にも上から目線で演技がかった指導を毎日続けたことが原因だったようで、肩を叩かれたのか嶋田先生が退職し、塾には元の平和が訪れました。

そういえば、この男から毎日執拗にあなたは話しかけられていましたが、別に辞めようとは一度も思いませんでした。みんなと自分はどこが違ったんだろうと思ったときに、まずは同じ教師じゃないというのが大きいと思いましたが、そもそも別にきしょいけど苦手な刺激ではないなと感じていました。あなたが苦手な刺激は、全プレイヤーが空気を読める場における陽キャノリでした。あなたはそこをつかれると簡単に具合を悪くしてしまいますが、そうではない場面では余裕だったのです。

そういう意味で、人は簡単に「病気」になるなとあなたは思います。しかし、苦手な刺激を受けなければ、あなたの「病気」の部分というのは明らかにもならないわけで、つまりただ観察した程度ではどこが「病気」でどこが「病気じゃない」か、などというのは分からないし、自分でも調子を崩すまでは分からなかったりするものです。

そういう意味で「病気であって病気じゃない」という概念を万能視したり、みだりに使ったりするのは控えるべきだとあなたも私も今回勉強になりました。

あとがき――長い独り言

本書は、『偽者論』の次に金原出版から出す書籍ということで、どういうコンセプトにするかずいぶん悩みました。『偽者論』を読んでいただいた方には分かると思うのですが、小説とエッセイと学術書がめちゃくちゃに混ざったような構成で、どこからどう考えても王道とはいえない書籍でしたので、本書はあえて逆をついて王道でいこうと最初は考えました。いや、最初というか、途中くらいまで全然そのつもりでいました。

クールな曲を出したら次は可愛いコンセプトにする。ダンスバチバチの曲を出したら次は歌をしっかり聴かせるミディアムテンポの曲にする。私の書籍はアイドルグループのシングルではまったくないのに、なぜか同じ方法を採用していました。

しかし読んでいただいて分かるように、またもめちゃくちゃな本になってしまいました。王道的な雰囲気、まさに「本物」的な雰囲気を装って書いていたら、自分の良さが出てこなかったのです。自分の良さが出てこないとはすなわち、主張したいことに体重が乗らない状態と言い換えることができそうですが、なんとなく正しそうなことを、綺麗な文章で書いているだけの書籍が完成しかけていました。

そして、体重が乗るように書いていくと、本文でも書いたように、境界が溶けていく感覚がある。その結果優位になったのは、後半の実践編に顕著なように、彼我の区別が分からなくなった主体を中心とした物語でした。これを書いてあらためて私は学者というより詩人なんだなと思ったし、一方で、学者として学術的に緻密に書き切るという負荷から今回も逃げているとも思いました。

とはいえそれは商業出版ではなく学術論文でやればいいことであるともいえるし、曖昧な領域を論文のようなシャープな書法で表現するのは私の今の力量では困難であるようにも思えました。曖昧なものは、曖昧な書法で表現するほうがずっと楽です。楽ですし、削ぎ落とさずに表現するには曖昧な書法しかないような気もします。

「病気であって病気じゃない」という概念は、臨床上かなり有用だと思っています。これはほぼ「病気」の視点しか教わらない精神科後期研修医にまず伝えたいことですし、精神科医療に従事する多くの方にも知ってもらいたいことでした。大体の感じは、特に実践編を通じて伝わった気がしますが、本当の実践編を通してしかこの難しさは伝わらない部分があるので、ぜひ日常臨床の場で、考えてみてもらえるとよいのではないかと思っています。

そして、もうひとつのターゲットである、一般読者のみなさんについてです。一般読者といっても、前述したように、私は患者さんに向けてはこの書籍を書いてはいません。この本で自らを治療しようとなさらないでください。どちらかといえば、精神医学や心理学領域について興味のある人文方面の人たちが、教養として、あるいは手に取りやすい学術書として本書を手に取ってくれることを期待しています。

『偽者論』でも、かなり多くの人文系の専門家の方や、人文学書に関わっている方々から反応をいただきました。世に精神医学・心理学の本はあふれていますが、そういったみなさまにこの領域の新たな現実的な側面を知っていただけたらという思いもあります。

しかし、私が気になっているのはやはり受診閾値を越えていない人について、「病気」という軸でどこまで考えるべきかということでした。私は精神科医なので、常に職業倫理の問題について考えています。ただ、受診閾値を越えていないが病的な人というのは現実には存在しており、当事者とは別の方の心の問題を介して、そのことが診察室に持ち込まれることがしばしばあり、そのこと自体は扱いたいと考えていました。

フィクション性を強めることで、そのあたりの問題をぼかしたつもりですが、本質的にはどうなのかは分かりません。また、人が人を「病気」という視点を用いてジャッジしてもよいと誤読される可能性は残してしまったかもしれません。

本書ではあくまで、「逆」を考えることで人の理解が深まるということを伝えるつもりでいました。レフェリーという謎の人物が最後に登場しましたが、こういった文章を書いているときにも、ふだん診療をしているときにも、私の心には常に倫理レフェリーがいて、イエローカードをちらつかせています。世に出るときにはさまざまな人の目を通してから出るというのが出版という形式のよいところですが、このあとがきを書き終わったら、レフェリーの顔をして私は頭から原稿を直していくことになるのだろうと思います。

難しいのは職業倫理上のレフェリーのみならず、社会のレフェリーが最近どんどん厳しくなってきていて、媒体によってはちょっと驚くような校正が入って戻ってくることもあるということです。このあたりはしかし、しっかり分けて考えたいと思っていて、私がまず優先すべきは職業倫理だなという思いを新たにしています。

本書はもともと「適応障害」についての書籍を書く、というアイディアから始まりました。そして初稿数万字を書き上げた時点で一度全部捨て、そこで本当に描きたかったことを濃縮してもう一度考えた結果、本書を書くことになりました。

サルヴァトーレクオモというチェーンのイタリアンで私の発した「病気であって病気じゃないんですよね」という言葉を捕まえ「それいいですね！　そのタイトルでいきましょう」と編集者の中立さんが言ってくれた瞬間にこの本は誕生しました。

私の言葉が、いつの、誰に届いているのか、今はさっぱり分かりません。出版後の最初の1年に読んでくださったみなさんには大大大感謝なのですが、こうした書籍の真の勝負は、新刊が書店からもネットからもなくなってメルカリやアマゾン中古にしかなくなった世界で読んだ誰かに届くかどうかなのかなと私は思っています。私自身がそうした本から得てきたものが多いためでもあるのですが、そういうモチベーションも本書を書く原動力にはなっています。

最後まで読んでくださったみなさんと、編集者の中立さん、金原出版のみなさま、患者さんを含むふだん関わってくださるみなさまに大大大感謝（2回目）をして去りたいと思います。すぐにまた会いましょう。

尾久守侑

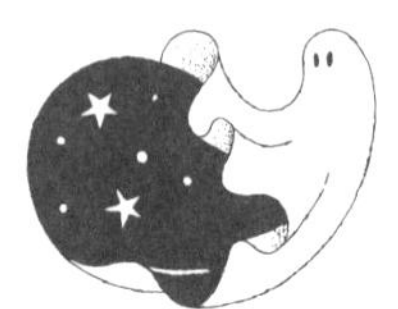

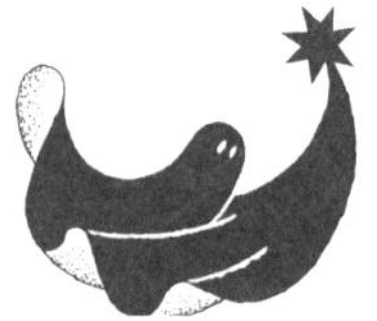

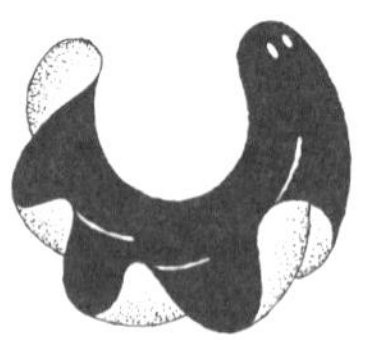

尾久守侑（おぎゅう・かみゆ）

精神科医、詩人
慶應義塾大学医学部 精神・神経科学教室 助教

1989年東京都生まれ。

近著は『偽者論』（金原出版）、『倫理的なサイコパス——ある精神科医の思索』（晶文社）。

詩集に『国境とJK』『悪意Q47』（思潮社）などがあり、第9回エルスール財団新人賞受賞。

『Uncovered Therapy』（思潮社）で第74回H氏賞受賞。

病気であって病気じゃない

2024年6月30日　第1版第1刷発行

著　者　尾久（おぎゅう）守侑（かみゆ）

発行者　福村 直樹
発行所　金原出版株式会社
〒113-0034　東京都文京区湯島2-31-14
電話　編集（03）3811-7162
　　　営業（03）3811-7184
FAX　（03）3813-0288
振替口座　00120-4-151494
http://www.kanehara-shuppan.co.jp/

ISBN 978-4-307-15076-7

印刷・製本／モリモト印刷
ブックデザイン／鳴田小夜子
(KOGUMA OFFICE)
イラスト／カワグチタクヤ
DTP／エヴリ・シンク

WEBアンケートにご協力ください

読者アンケート（所要時間約3分）にご協力いただいた方の中から抽選で毎月10名の方に図書カード1,000円分を贈呈いたします。アンケート回答はこちらから ➡

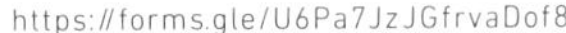
https://forms.gle/U6Pa7JzJGfrvaDof8